EXAMEN

DES

OPINIONS ÉMISES RÉCEMMENT

PAR M. RICORD

A L'HOTEL-DIEU DE PARIS.

LEÇON FAITE LE 8 FÉVRIER 1862

PAR M. ALEXANDRE VIENNOIS

A L'ÉCOLE DE MÉDECINE DE LYON.

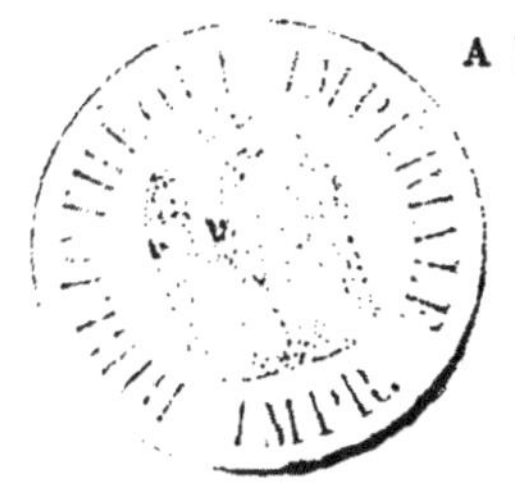

PARIS

TYPOGRAPHIE DE HENRI PLON

IMPRIMEUR DE L'EMPEREUR

RUE GARANCIÈRE, 8.

1862

EXAMEN

DES OPINIONS ÉMISES RÉCEMMENT

PAR M. RICORD

A L'HOTEL-DIEU DE PARIS.

LEÇON FAITE LE 8 FÉVRIER 1862

PAR M. ALEXANDRE VIENNOIS

A L'ÉCOLE DE MÉDECINE DE LYON.

Messieurs,

Je viens vous entretenir d'une des questions les plus importantes d'hygiène publique et de médecine légale que puisse se poser un médecin : La syphilis peut-elle être transmise par la vaccination ? Ce sujet a été traité tout récemment par M. Ricord à l'Hôtel-Dieu de Paris, dans la chaire de M. le professeur Trousseau ; l'ancien chef de l'école du Midi a profité de cette occasion pour exposer de nouveau sa doctrine ; mon intention n'est pas de le suivre sur ce terrain ; je laisse à un maître dont je me glorifie d'avoir été l'élève le soin de réduire à leur juste valeur et les opinions et les prétentions du syphiliographe parisien. Pour moi, me renfermant dans l'histoire des rapports de la syphilis avec la vaccine, j'examinerai avec vous l'observation de la malade de M. Trousseau et l'argumentation dont M. Ricord la fait suivre.

Je commencerai par combler une lacune ; M. Ricord, en effet, me paraît avoir complétement oublié de faire à l'auditoire qui l'entourait l'historique de la question qui nous occupe.

J'exposerai ensuite l'observation de la malade de M. Trousseau, et j'examinerai avec M. Ricord s'il faut accuser de la contagion dont la malade a été victime soit un chancre du bras de l'enfant vaccinant, soit une plaque d'echtyma au point inoculé, ou bien le vaccin supposé pur ou celui-ci supposé virtuellement syphilitique, ou enfin le sang; et à propos de la contagion du sang des syphilitiques, je discuterai successivement les expériences de l'anonyme du Palatinat, l'observation de Waller (de Prague), 27 juillet 1850, celles de M. Diday, 26 juin 1848, et enfin celles qu'un chirurgien du midi de la France, M. Lalagade (d'Albi) a fait connaitre tout dernièrement.

J'aborderai enfin cette douloureuse histoire de Rivalta, qui a ému à un si haut degré la presse médicale italienne et la presse médicale française, et vous pourrez voir à combien d'erreurs, à combien de contradictions, les meilleurs esprits peuvent être conduits, quand ils oublient pour un instant les principes les plus vulgaires de la syphiliographie contemporaine.

Dès le commencement de ce siècle, un médecin anglais, Moselay, avait remarqué qu'à la suite de la vaccination un certain nombre d'enfants contractaient une maladie qu'il désigne sous le nom de *cowpox itch* (gale vaccinale). Cette maladie était contagieuse; ceux qui l'avaient contractée avaient d'abord à la place de la piqûre vaccinale un ulcère qui durait longtemps et qui était suivi d'éruptions sur toute la peau. Il cite un cas dans lequel la maladie fut transmise au sein d'une nourrice. Cette maladie, que l'on disait *nouvelle*, guérissait par le *mercure* et le soufre.

Sans vouloir faire dire aux faits plus qu'ils ne signifient, je remarque qu'à une époque où les règles de la vaccination n'étaient pas parfaitement déterminées, on pouvait fréquemment inoculer, en même temps que le vaccin, le sang des sujets vaccinants; qu'il n'y a rien d'étonnant dès lors que ce sang ait produit au point inoculé un chancre infectant dans un certain nombre de cas, accident initial suivi à son tour de symptômes généraux; que ce qui autorise à croire que les choses se sont passées ainsi, c'est d'une part la *nouveauté* de la maladie, et d'autre part l'influence qu'elle ressentait du spécifique de la vérole, le mercure.

Je n'insiste pas davantage, mais ces réflexions devaient être faites à propos de l'historique.

La question qui nous occupe, la syphilis peut-elle être transmise par la vaccination, est posée plus nettement en 1814 par Monteggia, qui lut le 17 février de cette année-là, à l'Institut des sciences de Milan, un mémoire tendant à prouver que si l'on vaccine un syphilitique, il se forme immédiatement une pustule qui contient les deux virus, et que tous deux sont communiqués, si on emploie le pus vaccinal pour vacciner d'autres individus.

Marcolini, à la même époque, professait aussi la même opinion; c'était aussi celle du vénérable Cerioli (de Crémone); mais Annibal Omodei, qui a attaché son nom à un recueil médical important, écrivait dès 1823 que dans les cas où la syphilis était transmise par l'opération vaccinale, c'était le sang qui était l'agent de la contagion.

En 1821, Cerioli (de Crémone) observait une endémo-épidémie syphilitique, où une petite fille de trois mois transmit la syphilis à une quarantaine d'enfants.

Au mois de mars 1831, Bidard, médecin français du Pas-de-Calais, vaccina un enfant âgé de sept mois et né de parents syphilitiques. La vaccine se développa régulièrement, et le vaccin put servir à vacciner quatre enfants dont l'âge variait entre cinq et six mois. La vaccination avait eu lieu depuis quelque temps, lorsque le sujet vaccinant eut des symptômes généraux de la syphilis, maladie qui fut transmise à la nourrice. Cependant les petits vaccinés eurent une vaccine très-régulière, et, présentés à M. Bidard de temps à autre dans l'espace de six mois, ils ne montrèrent jamais le moindre symptôme syphilitique.

Encouragé par cet exemple, M. Bidard vaccina, le 2 juillet 1831, un enfant de quatre ans qui avait la syphilis héréditaire la mieux caractérisée. Le vaccin fut régulier et transmis le septième jour à deux sujets sains âgés l'un de quatre mois, l'autre de sept. Chez le premier, le vaccin se développa de la façon la plus satisfaisante; la période d'incubation dura huit jours chez le second, mais n'influa aucunement sur la régularité des pustules. Après cinq mois, les enfants vaccinés n'avaient éprouvé aucun symptôme morbide.

M. Bidard conclut de ces faits que le virus vaccinal pur ne donne que la vaccine, même lorsqu'il est pris sur un syphilitique.

En 1839, on voit la question faire un pas de plus et préoccuper les sociétés savantes. La Société de médecine de Paris se pose la question de la transmission de la syphilis par la vaccination, et la résout, comme M. Bidard, négativement.

En 1841, Cerioli (de Crémone) était encore témoin d'une nouvelle épidémie de syphilis, racontée plus tard par Tassani (de Milan).

Un enfant, P. C., issu d'un père syphilitique, servit à vacciner 63 enfants dans une seule séance, et 46 d'entre eux présentèrent ultérieurement des symptômes de syphilis.

Au mois de décembre 1844, M. Pitton publiait dans le *Journal des Connaissances médico-chirurgicales* deux observations de syphilis générale survenue le sixième jour de la vaccination.

M. Boucher, médecin vaccinateur, l'avait pratiquée à Marly-le-Roi en 1838 sur un enfant de quatorze mois, et plus tard sur un autre de treize.

En 1845, M. Ceccaldi, médecin principal de l'hôpital de Constantine, aujourd'hui membre du Conseil de santé, vaccina dans la même séance deux filles, l'une de onze ans, l'autre de deux ans, et un garçon de vingt-deux mois, qui présentèrent peu de temps après des manifestations syphilitiques générales.

En 1848, le 17 juillet, M. Montain, ancien chirurgien de la Charité de Lyon, soutint à la Société de médecine qu'il avait vu trente enfants vaccinés avec le liquide vaccinal d'un syphilitique, et pas un de ces trente sujets ne présenta ultérieurement de symptômes de la vérole. Ce fait vient s'ajouter à ceux de Bidard en 1831, mais il n'est pas le seul. Dans ces dernières années, le docteur Heymann a rapporté dans un journal médical de Munich que le docteur Schreier avait vacciné deux enfants avec du vaccin pris sur un syphilitique, et que ces enfants s'étaient toujours parfaitement portés.

Enfin M. le docteur Taupin, ancien interne de Paris à l'hôpital des Enfants, n'a-t-il pas vacciné plus de 2,000 enfants en empruntant le vaccin aux vaccinifères les plus divers, porteurs de toutes sortes d'affections, entre autres la syphilis, et jamais il ne lui est arrivé de remarquer qu'il avait donné la syphilis à ses vaccinés.

Tous ces faits sont des preuves suffisantes de l'innocuité du liquide vaccinal des syphilitiques, lorsque ce liquide est pur. Nous verrons plus loin la pathologie comparée venir nous prêter son concours pour achever d'établir ce grand fait.

En 1849, Viani fait connaître dans la *Gazzetta medica Lombarda* l'observation suivante, dont voici le sommaire :

Une dame N..., mariée en Egypte, revint en Italie auprès de son mari en 1838. Elle y accoucha au bout de quelques mois d'un enfant qu'elle allaita d'abord; il lui vint des ulcérations aux mamelons; elle ignorait la nature syphilitique de ces ulcérations, et fut obligée de confier son nourrisson à une nourrice étrangère. Celle-ci fut contaminée, puis une seconde, puis une troisième. Cet enfant servit à vacciner un de ses oncles âgé de vingt-huit ans et une de ses tantes âgée de vingt-trois ans. Un ulcère du bras au point inoculé fut le premier accident de la maladie transmise; les symptômes constitutionnels arrivèrent ultérieurement.

En 1850, le 3 avril, paraissait à Berlin un journal de médecine, le *Medicinitche Zeitung*, renfermant un article signé Wegeler, dans lequel on constate que dix familles se firent revacciner, et qu'à la suite de cette revaccination, opérée du 14 au 15 février, 19 individus sur 24 furent reconnus atteints de syphilis.

Le vétérinaire B., auteur de ces revaccinations, fut poursuivi devant les tribunaux, condamné à deux ans de prison et à une amende de 50 thalers.

En 1852, le 16 juin, 13 enfants appartenant à deux villages voisins sont vaccinés le même jour, dans la même séance, avec le même vaccin, celui de l'enfant Keller réputé syphilitique. On voit chez les uns des ulcères aux endroits vaccinés durer longtemps, des éruptions syphilitiques se développer trois mois après, et les autres enfants échapper complétement aux symptômes.

En 1854, M. Monnell publie le 2 août, à New-York, dans le

Medical Times, une observation dans laquelle on voit la syphilis se dérouler classiquement. Chez un enfant de six ans, chancre du bras d'abord, accidents constitutionnels trois mois après.

Du 1er janvier 1856 à la fin d'octobre 1858, sur un nombre de 2,584 enfants traités à l'hôpital de Manchester, M. le docteur James Whitehead a constaté 63 cas de syphilis constitutionnelle. De ce nombre, pour le médecin anglais, 34 enfants auraient eu la syphilis par la vaccination. Pour nous, après avoir examiné les observations de M. Whitehead, observations publiées en 1859 dans un ouvrage intitulé *Third report on the clinical hospital Manchester*, nous sommes resté indécis sur un certain nombre d'entre elles à cause de la brièveté des détails que nécessitent des observations représentées sous forme de tableau. Aussi, après avoir passé en revue chacune d'elles, avons-nous été conduit à faire dans ces cas deux catégories :

1° Les observations où les enfants avaient une syphilis latente réveillée par la vaccination ;

2° Celles où les enfants sains avant l'opération avaient eu d'abord un ulcère au bras, puis des accidents constitutionnels ultérieurement.

Les observations qui figurent dans le travail de M. Whitehead sous les nos 35, 38 et 58 appartiennent à la première catégorie ; quatre autres appartiennent à la seconde : elles figurent aux nos 2, 14, 56, 57.

En 1857 avait lieu près de Florence, dans un petit village appelé la Rufina, une vaccination entreprise par M. Bettoni. Le vaccin fut fourni par Emilia Burchi, née de parents syphilitiques ; il est constant que du sang a coulé du vaccinifère sur la lancette de l'opérateur, ainsi que M. Galligo me l'écrit par une lettre de 20 février 1862 : huit enfants au moins ont présenté des symptômes syphilitiques ultérieurement, et chez quelques-uns un ulcère au point inoculé aurait été le phénomène initial. Ce fait avait été annoncé sommairement dès le mois d'août 1860 dans la *Gazette hebdomadaire*. M. Galligo y est revenu tout dernièrement dans le journal italien l'*Imparziale*.

En 1859, M. Friedenger (de Vienne), un élève du professeur Sigmund, que vous avez eu naguère le plaisir d'entendre et d'applaudir dans cette enceinte, faisait connaître trois cas dans lesquels la vaccination avait servi à faire développer des symptômes syphilitiques cutanés à trois enfants.

En 1860, M. Rollet, chirurgien de l'Antiquaille, dans un mémoire intitulé *De la pluralité des maladies vénériennes*, envisage pour la première fois la question de la syphilis transmise par la vaccination sous son véritable jour. M. Rollet revient à l'idée de Monteggia et de Marcolini : pour lui, par la même piqûre on peut donner les deux virus; mais dans ce cas ce n'est pas le liquide vaccinal qui les donne tous les deux; le liquide vaccinal ne doit donner que la vaccine, contrairement à l'avis des médecins italiens, et la syphilis est donnée par le sang.

Dans cette même année 1860, j'ai cherché à développer cette idée dans un mémoire inséré dans les *Archives générales de médecine*, juin, juillet, septembre.

En 1861, le 2 juin, deux vaccinations avaient lieu à dix jours d'intervalle, dans un petit village de 2,000 âmes, à Rivalta. Dans un cas, 38 enfants sur 47 montraient quelque temps après la vaccination les symptômes syphilitiques les plus évidents; dans l'autre cas, un de ces 38 transmettait la maladie à 7 sur 17 dans une deuxième vaccination.

M. Galligo a bien voulu, par une lettre du 24 novembre, me prévenir qu'une vaccination malheureuse avait eu lieu à Lupara, dans le Napolitain, et qu'observée par un homme au courant de la science, M. le docteur Marone, ce nouveau fait venait confirmer les préceptes que je me suis efforcé de faire prévaloir dès 1860.

Enfin, le fait de M. Trousseau vient clore cette liste déjà trop longue. Je vais y revenir dans un instant.

Parmi les faits que je viens de mentionner, il en est quatre sur lesquels je désire revenir, en insistant seulement sur les points principaux de leur histoire; ce sont les faits de Cerioli, 1821; Tassani (de Milan), 1841; du vétérinaire B., 1850, et du procès Hubner, 16 juin 1852.

Obs. de Cerioli, 1821. — Une enfant trouvée, une petite fille de trois mois, M..., servit à vacciner 46 enfants en une seule séance. M... parut saine; son vaccin fut très-régulier. Cependant, parmi les 46 vaccinés, 6 seulement eurent une vaccine régulière. Chez presque tous les autres enfants, à la place des piqûres se montrèrent des ulcéres, recouverts les uns de croûtes permanentes, ou des *ulcères indurés*. Ces accidents arrivaient lorsque les croûtes vaccinales étaient tombées. Plus tard, ulcères de la bouche et des parties sexuelles; des éruptions croûteuses sur le cuir chevelu ; taches cuivrées ; ophthalmies. Le système glandulaire et le système osseux ne furent pas épargnés.

Ces accidents se communiquèrent aux nourrices et aux mères de ces enfants, et consistaient en ulcères produits par l'allaitement. La maladie fut méconnue au début, mais les accidents devinrent si intenses, qu'une commission, dont Cerioli était le secrétaire, fut nommée pour étudier l'épidémie. Elle fut reconnue pour syphilitique, et traitée par le bichlorure de mercure à l'intérieur et les frictions mercurielles à l'extérieur. Dix-neuf enfants étaient déjà morts.

Cependant l'administration du spécifique arrêta la mortalité et rendit la santé aux nourrissons et aux nourrices.

Fait de Tassani, 1841. — En 1841, le docteur Bellani, médecin vaccinateur de Grumello, province de Crémone, se servit du liquide vaccinal d'un enfant, P. C..., pour vacciner soixante-quatre enfants appartenant à quatre communes. Le père de P. C... avait contracté la vérole en 1840, hors du lit conjugal. Chez quelques enfants la vaccine fut régulière; chez d'autres il survint aux points vaccinés, à l'époque de la chute des croûtes vaccinales, des ulcères indurés. Plus tard, ce n'est pas seulement aux anomalies des pustules vaccinales que la maladie se borna, il apparut chez la plupart des vaccinés, sur divers points du corps, d'autres formes morbides et principalement aux aines, aux parties génitales, au pourtour de l'anus, dans la bouche, des ulcères avec un fond irrégulier, des taches de couleur cuivrée. Les mères et les nourrices ne furent pas épargnées, les symptômes furent intenses, d'autant plus que leur caractère fut méconnu au début et que la maladie put se développer à l'aise, en l'absence du traitement spécifique.

Et comme plus tard les enfants et les femmes qui les avaient allaités furent traités convenablement par le mercure, en graduant les doses selon l'âge des sujets, tous guérirent ; mais déjà huit enfants étaient morts, ainsi que deux nourrices.

Ces deux faits de 1821 et de 1841 ont avec l'épidémie de Rivalta la plus étroite analogie, comme nous le verrons ultérieurement.

Fait du vétérinaire B.... — Le 14 et le 15 février 1849, un vétérinaire auquel les journaux allemands ont voulu conserver l'anonyme et qu'ils désignent sous le nom du vétérinaire B..., revaccina dix familles avec le vaccin d'un enfant, E..., qui le 14 février 1849 n'avait aucune trace d'éruption cutanée, et qui le 21 avait la roséole syphilitique la plus évidente. Presque tous les revaccinés, dont l'âge variait de 11 à 40 ans, devinrent malades.

Au bout de trois ou quatre semaines apparurent simultanément sur la place des piqûres, des ulcères qui avaient tout à fait le caractère syphilitique, et plus tard des manifestations secondaires de la syphilis, angine, éruptions, céphalalgie. De fortes doses de mercure furent nécessaires pour amender les symptômes constitutionnels.

L'enfant vaccinant avait été vacciné le 4 février.

Fait du docteur Hubner. — Le 16 juin 1852, le docteur Hubner vaccina à Freienfels treize enfants avec le vaccin d'un nommé Keller, âgé de trois mois, fils de Marguerite Keller, célibataire, âgé de vingt-neuf ans. Marguerite Keller était syphilitique, et son fils mourut dans le marasme, après avoir présenté des signes de la syphilis héréditaire.

Sur ces treize enfants, huit devinrent plus tard malades; les uns eurent une vaccine régulière, les autres, non. Mais au bout de quinze jours, tous les huit enfants eurent aux points vaccinés un chancre du bras, suivi trois mois plus tard d'accidents constitutionnels généraux.

Les nourrices furent infectées, ainsi que les personnes qui étaient appelées à leur donner des soins. C'est ainsi qu'une servante de soixante-dix ans contracta un ulcère de la lèvre en embrassant sans précaution les enfants contaminés, ulcère suivi d'accidents constitutionnels. Deux bonnes contractèrent un chancre de l'avant-bras à l'endroit où le siége de l'enfant reposait sur le membre thoracique pendant d'assez longues promenades. Les enfants que portaient les bonnes avaient des plaques muqueuses ulcérées de l'anus.

J'ai tenu à vous dire sommairement ces quatre faits, parce que dans les deux premiers il y a eu un grand nombre de victimes, et que les seconds ont été l'objet d'enquêtes qui ont amené les vaccinateurs devant les tribunaux.

Est-il difficile de commenter ces faits? Pas le moins du monde.

Dans ces faits, on peut, en général, faire deux catégories des sujets qui ont présenté ultérieurement à la vaccination des symptômes syphilitiques:

1° Ceux qui ont présenté des symptômes généraux de la syphilis peu de temps après la vaccination, sans chancre induré au point inoculé ; ce sont ceux qui ont eu une vaccination avec cicatrice régulière ;

2° Ceux qui, sains avant l'opération vaccinale, ont gagné la syphilis par cette opération.

Chez ces derniers, que se passe-t-il ? Ce qui se passe chez tout le monde : chancre induré d'abord au point inoculé ; l'induration est notée par les témoins de l'observation relatée par Cerioli, elle est notée dans celle de Tassani. Mais ce n'est pas tout ; la longue incubation qui caractérisa le chancre infectant est notée par cette phrase que les ulcères du bras n'apparurent au point inoculé qu'à la chute des croûtes vaccinales, ou peu après cette chute. Or, comme la croûte vaccinale ne tombe guère, en général, avant le quinzième ou le vingtième jour de la vaccination (quelquefois plus tard), nous trouvons, entre le jour de l'inoculation vaccinale et le jour de la chute de la croûte, un intervalle qui caractérise suffisamment la longue incubation de l'accident initial de la vérole. Voilà ce qui s'est passé dans les observations de Cerioli et de Tassani. Dans celle du vétérinaire B..., l'incubation de cet accident initial est notée avec précision ; c'est au bout de trois ou quatre semaines qu'apparurent les ulcères du bras, dit M. Wegeler (*Medicinitche Zeitung*, 3 avril 1850).

Dans l'affaire Hubner, cette incubation a été de quinze jours. Vous voyez donc que cet ulcère du bras, par lequel débutent les accidents, a les principaux caractères du chancre infectant : ulcération, longue incubation. L'induration est notée dans les faits italiens ; nous la verrons se reproduire dans le fait de Rivalta, dans celui de la malade de M. Trousseau, et si elle n'a pas été notée dans d'autres cas, c'est que les témoins de ces faits ne se doutant pas qu'ils avaient sous les yeux une ulcération primitive ou toute autre ulcération syphilitique, n'ont pas pu avoir l'idée d'en rechercher tous les caractères.

Mais ce n'est pas tout, après que l'ulcère du bras est resté longtemps isolé, — ici l'époque n'est pas indiquée avec précision, excepté dans le fait de Hubner, où les accidents généraux arrivent trois mois après, — on voit apparaître des accidents qui sont les mêmes dans toutes les observations, roséoles diverses, impétigo du cuir chevelu, plaques muqueuses de la bouche, des organes génitaux, taches cuivrées, etc.; enfin le cortége habituel de la vérole; ce n'est pas tout, la maladie est transmise aux nourrices par l'allaitement, et c'est par le mamelon que la scène commence, en vertu de la loi que M. Rollet devait faire accepter, et qui trouve sa consécration aussi bien dans les faits antérieurs que dans les faits contemporains.

Mais partout où l'accident secondaire ulcéré est en rapport avec une partie saine autre que le mamelon, la contagion est possible; c'est ce qui nous explique ces transmissions bizarres à la bouche des personnes qui, soignant les enfants, les embrassent souvent sans précaution. Ces transmissions à l'avant-bras, partout, c'est toujours le chancre primitif avec ses caractères essentiels, la vérole commençant toujours par un chancre, suivant la loi formulée par Ricord, et à laquelle on doit ajouter : alors même que la vérole dérive d'un accident secondaire.

Mais le chancre du bras, comment a-t-il pu être transmis à des enfants que l'on vaccinait?

Accuser la propreté de la lancette, c'est faire une accusation vague et puérile, et qui ne démontre rien.

C'est ailleurs qu'il faut rechercher l'origine de la contagion.

Faut-il accuser le liquide vaccinal? Mais non; car vous connaissez les expériences de Bidard (1831), et les quelques faits qui viennent s'y ajouter; et puis, si c'était le liquide vaccinal, personne n'échapperait à la contagion, et en général, dans les vaccinations dont je vous ai fait sommairement l'histoire, il y en a un certain nombre qui échappent. Mais que la lancette du vaccinateur vienne à dépasser les limites de la poche vaccinale, elle rencontre le sang; or, le sang d'un sujet vaccinant qui est sous l'influence de la diathèse syphilitique latente, acquise ou héréditaire, peut être contagieux, et c'est par le sang contagieux du vaccinifère que la contagion s'opère; et comme la syphilis commence toujours par son commencement, le chancre induré, il en résulte que c'est un chancre qui est produit.

J'ai essayé de réunir dans mon mémoire les principales preuves de la contagion du sang. J'ai rappelé que dans les maladies virulentes, comme la morve, le charbon, la clavelée, la rage, la rougeole, etc., le sang était contagieux et l'avait été expérimentalement. J'ai fait remarquer que, la syphilis étant une maladie virulente, l'analogie nous permettait déjà de penser que le sang des syphilitiques pourrait être contagieux à un moment donné.

Mais des expériences directes ont été faites : celles de M. Gibert (1859) ; trois appartenant à l'anonyme du Palatinat, et enfin celle de Waller, de Prague (27 juillet 1850).

Dans tous les cas, le produit de l'inoculation a été ce qu'il devait être, c'est-à-dire la vérole à son commencement, le chancre induré ; nous comprenons que l'observation de M. Gibert n'ait pas la même valeur, pour tout médecin, que celles que j'ai citées, parce que le malade n'a pas été observé ; mais comme il n'y a qu'un accident primitif qui jouisse de la propriété d'incuber longtemps, de vivre ensuite isolé un certain temps et d'être suivi dans le délai voulu d'accidents généraux, nous sommes en mesure de regarder comme des chancres infectant les lésions produites par Gibert, l'anonyme et Waller (de Prague).

Comme nous devons revenir sur cette contagion du sang, je n'insiste pas davantage pour le moment.

De tous les faits que j'ai déjà cités et de ceux sur lesquels je viens de m'étendre davantage, je suis arrivé à tirer les conclusions suivantes : à savoir, que dans la plupart des cas où un grand nombre d'enfants vaccinés à la fois présentent des symptômes syphilitiques ultérieurs, on peut, en général, faire deux groupes de ces syphilitiques :

1° Ceux qui avaient une syphilis latente réveillée par la vaccination quelque temps après ;

2° Ceux qui se trouvaient parfaitement sains au moment de l'opération, et qui ont gagné la syphilis par l'opération même.

Que lorsqu'on vaccine un individu à diathèse syphilitique latente, la vaccination peut jouir du privilége de réveiller la maladie, qui se traduit peu de temps après par des manifestations cutanées.

Que si on prend le vaccin de ces individus, mais le vaccin pur et sans mélange de sang ou de tout autre liquide contagieux, on ne transmet que la vaccine sans aucune complication syphilitique prochaine ou éloignée.

Que si, au contraire, la lancette du vaccinateur venait à dépasser les limites de la poche vaccinale, elle rencontrait un liquide étranger à la poche vaccinale, le sang; que, le sang des syphilitiques pouvant être contagieux dans des conditions qui ne sont pas encore bien déterminées, la lancette pouvait donner du même coup la vaccine avec le liquide vaccinal, et la syphilis avec le sang syphilitique.

Que, la vaccine jouissant de la propriété d'avoir une incubation moins longue que l'accident initial de la vérole, c'était elle qui apparaissait la première; qu'elle avait, en général, le temps de parcourir ses périodes; puisque, lorsque la croûte vaccinale était tombée ou sur le point de tomber, le chancre induré apparaissait, lequel était suivi des accidents constitutionnels dans le délai voulu.

Que dès lors rien n'était plus facile que d'empêcher les malheurs dont vous venez d'entendre la nomenclature. Voilà à quelles conclusions j'étais arrivé. Nous sommes maintenant en mesure d'aborder l'histoire de la malade de M. Trousseau.

Une jeune femme de dix-huit-ans entre le 6 septembre à l'Hôtel-Dieu, service de M. le professeur Trousseau, pour y être soignée d'une métrite. Cette jeune femme a été vaccinée dans son enfance, et porte sur les deux bras les traces manifestes de l'inoculation vaccinale.

En octobre 1861, dans le service de M. Trousseau, salle des femmes et salle de la Crèche, il existait une épidémie de variole. M. Trousseau ordonna de revacciner cette femme en même temps qu'on vaccinerait quatre petits enfants. Le vaccin fut emprunté à un enfant de bon aspect de la salle Saint-Bernard, dont la mère était saine. La vaccine fut très-régulière chez le vaccinifère et chez les petits vaccinés. Mais chez la jeune femme, au contraire, il y eut fausse vaccine; les piqûres faites avec la lancette s'enflammèrent légèrement, démangeaison vive, et, quatre ou cinq jours après l'inoculation, pas de traces de l'irritation passagère produite à la peau. Ce fait rentrait dans la règle, la femme ayant été vaccinée : la malade sort le 9 novembre, un grand mois après l'inoculation, sans avoir présenté aucune lésion au lieu des piqûres vaccinales.

Dans les premiers jours de décembre, on constate sur le bras gauche, au niveau des inoculations vaccinales, deux ulcérations recouvertes de croûtes épaisses.

Vers le 15, au dire de la malade, apparaît une roséole sur tout le corps.

Le 11 janvier 1862, la malade rentre à l'Hôtel-Dieu ; on constate qu'il y a de l'adénopathie dans l'aisselle.

M. Ricord, appelé à donner son avis, déclare que la malade porte sur le bras un *ulcus elevatum* double, variété de chancre induré, avec la pléiade ganglionnaire dans l'aisselle et une roséole spécifique : chancre infectant suivi d'accidents généraux, tel est le diagnostic de M. Ricord.

D'où est venu ce chancre du bras?

Et M. Ricord de se demander : Faudra-t-il accuser un chancre infectant du bras du vaccinifère, ou une plaque d'ecthyma, ou le vaccin pur, ou au contraire le vaccin présumé syphilitique, ou enfin le sang, le sang!

Suivons M. Ricord dans son argumentation.

Ce ne peut pas être un chancre du bras du sujet vaccinant ni une plaque d'ecthyma, car une pustule vaccinale régulièrement développée ne ressemble ni à l'un ni à l'autre ; nous partageons ce sentiment.

Faut-il accuser le liquide vaccinal pur?

Mais non, dit M. Ricord en m'empruntant un argument qu'il trouve dans mon mémoire de 1860 ; car, dans ce cas, ce n'est pas un sur cinq, mais cinq sur cinq qui eussent été contaminés. Je rappelle, Messieurs, pour mémoire, les expériences de Bidard, 1831, celles qui lui sont analogues et dont je vous ai déjà entretenus.

Est-ce le vaccin pur, mais renfermant virtuellement un principe syphilitique quelconque?

Pas davantage, car l'argument précédent peut être invoqué.

« Enfin, peut-il y avoir transmission de la syphilis par le sang? Le sang d'un individu syphilitique peut-il, lorsqu'il est inoculé, transmettre la vérole au même titre que le pus, le virus du chancre infectant? Le sang d'un syphilitique est-il contagieux?

» Evidemment non, s'écrie M. Ricord ; s'il en était ainsi, le sang modifierait d'abord d'une façon spéciale les plaies des syphilitiques eux-mêmes : il n'en est rien ; que de fois des sangsues, des vésicatoires, ont été appliqués sur des syphilitiques sans aucun accident spécifique!

» Hunter avait déjà fait cette remarque, et il n'est point de clinicien qui, faisant appel à sa mémoire, ne puisse fournir de nombreux faits semblables. »

(Je cite la *Gazette hebdomadaire*, 24 janvier.)

La *Gazette des Hôpitaux* du 30 janvier n'est pas moins explicite.

« Pendant trente ans j'ai fait toutes les opérations chirurgicales possibles sur des individus atteints de syphilis; pendant trente ans j'ai rencontré chez eux des plaies de toute nature; jamais, je le déclare, je ne les ai vues subir l'influence de la diathèse. »

Subir l'influence de la diathèse, c'est-à-dire devenir ulcérées à la façon d'une plaie syphilitique, en d'autres termes, se transformer en chancres. Mais, Messieurs, si le sang peut être contagieux chez les syphilitiques, comme nous allons le prouver, il ne peut pas plus être inoculé au porteur, c'est-à-dire à un sujet sous l'influence de la diathèse, qu'on ne peut inoculer à ce même individu du pus de chancre induré ou du pus d'accidents secondaires, et cela en vertu d'une loi dont M. Ricord dispute la priorité à un de ses élèves, M. Clerc, de Paris (1).

M. Ricord, en déclarant que les plaies accidentelles des syphilitiques devraient s'ulcérer d'une manière spécifique, a donc méconnu une des premières lois de la pathologie générale, je me trompe, M. Ricord a commis une grave inconséquence; et remarquez, Messieurs, que ce n'est pas une légèreté, un oubli, un lapsus de la part de l'ancien chef de l'école du Midi, c'est une opinion, j'allais dire une idée, que vous retrouverez dans tous ses ouvrages et à chaque édition.

Puis M. Ricord examine les expériences directes tentées avec le sang des syphilitiques.

« Des inoculations de sang syphilitique ont cependant été répétées, dit-il; je ne pense pas qu'on doive tenir compte des observations de l'anonyme du Palatinat. » (*Gazette hebdomadaire*, 24 janvier, page 54.)

Je sais bien que les expériences de l'anonyme du Palatinat ont été racontées sommairement. Cependant je crois n'être pas

(1) Voir le mémoire de M. Clerc, lu le 3 octobre 1855 à la Société de chirurgie.

très-difficile en ne me contentant pas de l'argumentation par trop facile de M. Ricord.

Essayons de tirer quelque chose des faits laconiques de l'anonyme du Palatinat. Et d'abord voyons le fait en lui-même.

« Neuf individus furent inoculés avec du sang ; chez trois il y eut un résultat positif, et ceux-là seulement chez lesquels une large surface absorbante avait été frictionnée. »

Les renseignements de ces trois individus sont englobés par l'anonyme du Palatinat avec les renseignements relatifs à quatorze individus inoculés ; mais de ce qu'on les a englobés afin de présenter un résultat total, s'ensuit-il que ces trois faits n'aient aucune signification ? Je ne le pense pas.

Eh bien, quels sont les renseignements généraux relatifs aux sujets inoculés avec résultats positifs ?

« C'est d'abord qu'on s'est assuré de l'état sain des sujets soumis aux expériences, que les sujets ont été soumis à l'observation pendant trois ans. Quand l'inoculation réussit, la marche de la maladie fut presque identique dans tous les cas. »

Dans les trois ou quatre premiers jours les piqûres s'enflammaient légèrement, formant comme de petites pustules qui disparaissaient rapidement ; il s'écoulait un certain temps pendant lequel on ne constatait aucun phénomène particulier aux points inoculés, jusqu'à ce qu'il survînt une nouvelle réaction ; les piqûres s'enflammaient alors, formaient des taches d'un rouge foncé, bien limitées, s'élevant en quelques jours au-dessus du niveau de la peau, augmentant de consistance, et se desquamant en général à leur sommet.

Les tubercules ainsi formés suppuraient et se couvraient d'une croûte sous laquelle le pus se ramassait.

Pendant que les tubercules s'ulcéraient, il survenait après un espace de temps plus ou moins long, le plus souvent avec fièvre et malaise général, des taches à la peau ; lorsqu'on abandonnait la maladie à elle-même, ces taches duraient des semaines, pour passer ensuite à l'état de psoriase ou de tubercules cutanés ; l'angine survenait ensuite en général.

Tous les inoculés furent inoculés de nouveau avec le pus de leurs ulcérations avant l'apparition des accidents généraux, mais sans résultat.

Le premier stade d'incubation ne fut jamais moindre de quinze jours, ou de plus de quarante-deux ; le second varia entre vingt-six et cent sept.

J'extrais ces détails de la *Revue critique* de M. Lassègue, *Archives générales de médecine*, 1858, t. I, p. 603.

J'oubliais de vous dire que les liquides contagieux avaient été pris sur une femme de vingt-deux ans, syphilitique à la période secondaire.

Et comme les détails que vous venez d'entendre sont relatifs aussi bien aux trois inoculés avec le sang qu'à ceux inoculés par le pus d'ulcérations secondaires, j'en conclus qu'un tubercule ulcéré, précédé d'une incubation de quinze à quarante-deux jours, suivi d'accidents généraux syphilitiques, a été inoculé à trois individus, et je dis que le tubercule ulcéré représente pour moi le chancre infectant avec sa longue incubation, et le mot tubercule est peut-être ici le synonyme de papule indurée.

Ainsi donc, dans trois cas sur neuf, le sang d'un syphilitique ayant des accidents secondaires a été contagieux, et il a produit d'abord une lésion locale qui a les caractères essentiels des chancres infectants : ulcération, longue incubation, et enfin accidents généraux, taches cuivrées arrivant du vingt-sixième au cent septième jour, c'est-à-dire dans un délai à peu près compris entre un et six mois.

Vous voyez donc qu'il n'est pas permis de faire table rase des observations de l'anonyme du Palatinat. Mais si celles-là n'ont pas eu les honneurs de la discussion, on ne peut pas en dire autant de celle de Waller (de Prague).

« Quant à l'observation de Waller, si souvent citée, doit-elle, dit M. Ricord, être prise en grande considération, lorsqu'on remarque d'une part la cicatrisation rapide des scarifications pansées avec de la charpie imbibée de sang syphilitique ; d'autre part, l'apparition de plaques muqueuses *in situ inoculationis* vingt jours après l'expérience, et de plus lorsqu'en même temps se développe sur l'une des épaules un tubercule plat de nature syphilitique? Il faut, dit M. Ricord, rejeter cette observation parce qu'elle est en opposition avec ce que l'expérience apprend de l'incubation de la syphilis et de l'époque d'apparition des accidents secondaires. » (*Gazette hebdomadaire*, n° du 24 janvier, p. 54.)

Et d'abord, permettez-moi, Messieurs, de vous rappeler en peu de mots cette importante observation de Waller, dont on s'est trop vite et surtout trop légèrement moqué il y a une dizaine d'années.

Le 27 juillet 1850, Waller (de Prague) fit publiquement, en présence d'un certain nombre de médecins, l'expérience suivante. Il plongea les lames d'un scarificateur dans la cuisse d'une femme atteinte de syphilis secondaire, et l'instrument ainsi teint de sang fut plongé dans la cuisse gauche d'un garçon indemne de vérole et âgé de quinze ans.

Il ne survint sur les plaies formées par le scarificateur sur l'enfant ni inflammation, ni suppuration. Au bout de trois jours les plaies étaient complétement fermées.

Le 31 août 1850, trente-quatre jours après l'inoculation, Waller remarqua à la cuisse gauche, là où l'inoculation avait été faite, deux tubercules distincts, ayant la largeur d'un pois, d'une teinte rougeâtre, pâles, secs à leur surface, sans démangeaison ni douleur. Les jours suivants, ils s'agrandirent, se réunirent par leur base, se couvrirent d'écailles, et une auréole d'un rouge obscur les entoura tous deux.

La base des tubercules, c'est-à-dire la peau sous-jacente et la trame cellulaire sous-cutanée, devint ferme, résistante, et à la surface des tubercules une ulcération se forma, qui donna lieu à la production d'une croûte mince et brune.

C'est de cette façon que se forma, vers le 15 septembre, un ulcère dont la base avait les dimensions d'un œuf de pigeon dont une auréole cuivrée entourait les bords, et qui était recouvert par la croûte en question.

Cette croûte étant enlevée, le fond de l'ulcération devint visible.

Depuis quelques jours il s'était formé aussi à l'épaule droite un tubercule isolé, gros comme un pois, rougeâtre et couvert de rares écailles, sans que le malade pût préciser le jour de la première apparition de cet accident.

La santé générale se maintient. Le 26 septembre et les jours suivants, le jeune garçon se plaint d'inappétence et d'insomnie.

Le 1er octobre, soixante-cinq jours après l'inoculation et trente-deux jours après l'apparition des premiers tubercules, roséole syphilitique générale des mieux caractérisées. Bientôt l'éruption est tellement confluente que la peau de l'enfant a un aspect tigré. Il n'y a pas de démangeaison ni de fièvre. Le 6 octobre, quelques-unes des taches de la partie interne des cuisses et du ventre se soulèvent en papules et en tubercules. Cette observation est relatée dans Cazenave (*Annales de la syphilis et des maladies de la peau*, octobre et novembre 1851). Voici mon appréciation :

M. Ricord s'étonne d'abord de la cicatrisation rapide des plaies produites par le scarificateur pansées avec de la charpie imbibée de sang syphilitique. Mais pourquoi s'en étonner ? Le scarificateur n'était pas chargé du pus de chancre simple, de chancre mou, pour produire un résultat immédiat, le plus ordinairement au bout de vingt-quatre heures. Vous savez parfaitement que le sang inoculé ne pouvait donner un résultat qu'après une incubation toujours longue, analogue à l'incubation qui précède l'accident transmis par des plaques muqueuses, et qui, pour les cas d'inoculation artificielle connus, authentiques, a été évaluée par M. Rollet à vingt-quatre jours en moyenne. Le sang virulent introduit sur la cuisse de l'enfant ne pouvait donc rien donner immédiatement. Les plaies formées par le scarificateur n'auraient pu suppurer que par une cause mécanique, irritante, mais nullement par la cause que M. Ricord invoque.

Mais M. Ricord va plus loin. Il déclare que l'observation de Waller ne doit pas être prise en grande considération, à cause de l'apparition des plaques muqueuses *in situ inoculationis* vingt jours après l'expérience, et de plus lorsqu'en même temps se développe sur une des épaules *un tubercule plat de nature syphilitique.*

Il y a là, Messieurs, une triple erreur. Et d'abord, ce n'est pas vingt jours après qu'un résultat a été obtenu ; c'est trente-quatre jours après, du 27 juillet au 31 août. Il suffit, pour en convaincre M. Ricord, de le renvoyer aux sources. En second lieu, après trente-quatre jours d'incubation, ce ne sont pas des accidents secondaires qui ont été produits, mais bien un véritable chancre syphilitique, accident primitif. Je le prouve.

En effet, qu'est-ce qui caractérise un accident primitif ? C'est d'abord l'ulcération au point inoculé naturellement ou artificiellement. Cette ulcération est quelquefois précédée de la papulation ; c'est justement le cas ici, et si le nom de tubercule dont se sert l'expérimentateur, qui a parlé ainsi parce qu'il ne se doutait pas de la nature de l'accident qu'il avait produit, peut un instant être invoqué au profit de M. Ricord, on voit tout de suite que ce petit artifice ne peut tenir devant ce double fait : 1° la longue incubation qui a précédé l'accident primitif, trente-quatre jours ; 2° l'induration de l'accident primitif.

Sans doute, l'induration n'est pas appelée ici par son nom ; mais qui ne la reconnait dans le mot tubercule d'abord, et surtout dans les expressions mêmes de l'observation, expressions que je souligne :

« La base des tubercules, c'est-à-dire la peau sous-jacente et la trame cellulaire sous-cutanée, devint *ferme*, *résistante*, et à la surface du *tubercule* une ulcération se forma, etc. »

Ainsi donc, l'accident primitif produit par Waller (de Prague) a tous les caractères essentiels du chancre infectant : 1° incubation, et incubation longue ; 2° ulcération, ici précédée de la papulation ; 3° induration, puis les accidents généraux, roséole sur le ventre, le dos, la poitrine, les cuisses, un mois après, c'est-à-dire dans le délai classique, délai d'un à six mois fixé par l'enseignement même de M. Ricord.

Ainsi nous voyons que déjà le prétendu accident secondaire de M. Ricord *in situ inoculationis* a tous les caractères essentiels du chancre infectant. Mais ce n'est pas tout. M. Ricord, pour soutenir son opinion, déclare que, vers la même époque où on vit apparaître l'accident de la cuisse, on vit un autre accident secondaire sur l'épaule de l'inoculé; M. Ricord a dit que cet accident secondaire était *un tubercule plat syphilitique*. Je rappelle une seconde fois à M. Ricord qu'il a mal relu l'observation ; les mots tubercule plat syphilitique n'ont pas été imprimés. Voici la phrase entière qui parle de l'accident de l'épaule :

« Depuis quelques jours il s'était formé à l'épaule droite un tubercule isolé, gros comme un pois, rougeâtre et couvert de rares écailles, sans que le malade pût préciser le jour de la première apparition de cet accident. »

Où voit-on dans cette phrase les mots tubercule plat syphilitique? Mais je ne me contente pas de ces explications gratuites.

Vous dites que l'accident de l'épaule est un accident syphilitique. Eh bien, moi, je prétends qu'il ne l'est pas. En effet, si l'accident de l'épaule était syphilitique, il ne pouvait être, vu l'état récent de la maladie, qu'un accident secondaire ou un accident primitif.

Etait-ce un accident secondaire? Mais non, car si cela était on aurait vu venir vers le même temps un accident primitif à la cuisse, dont l'existence est déjà démontrée, et à l'épaule un accident secondaire, ce qui est à la fois contraire à l'observation journalière, à l'expérimentation et à l'enseignement de M. Ricord.

L'accident de l'épaule était-il un chancre primitif? Non encore, car ce qui caractérise l'accident primitif, c'est-à-dire un chancre, c'est l'ulcération, et il n'y a qu'à lire l'observation de Waller pour s'assurer que le mot ulcération n'est pas prononcé.

Donc, l'accident de l'épaule ne pouvait être ni un accident primitif ni un accident secondaire; donc je suis en droit d'affirmer que l'accident de l'épaule n'appartenait à la syphilis à aucun titre.

Il faut, ajoute M. Ricord, rejeter l'observation de Waller, parce qu'elle est en opposition avec ce que l'expérience apprend de l'incubation de la syphilis et de l'époque d'apparition des accidents secondaires.

De quelle expérience M. Ricord veut-il parler? Car il y en a deux : l'expérience clinique et l'expérimentation.

La première est sujette à l'erreur pour des causes que M. Ricord et son élève distingué M. Fournier ont suffisamment fait connaître.

Quant à la seconde, elle a toujours été univoque; elle est infaillible; elle ne trompe pas; on en peut lire les résultats dans la thèse de l'un de vous, M. Guyenot : *De l'inoculabilité de la syphilis constitutionnelle*; Paris, 1859.

Il existe dans la science trois faits incontestables d'inoculation pratiquée avec le pus de chancre primitif, et douze où le pus provenait d'accidents secondaires; en tout quinze observations où le temps d'incubation a été noté à un jour près. Dans ces quinze observations, l'incubation a été de 18, 24, 25, 29, 27, 35, 9, 33, 27, 15, 42, 28, 17, 25 et 31 jours.

Dans les douze inoculations syphilitiques pratiquées avec le pus des accidents secondaires, la maladie étant abandonnée à elle-même, la syphilis secondaire a éclaté au bout de 37, 26, 92, 42, 31, 128, 26, 107, 18, 37, 12 et 33 jours.

Dans l'inoculation de Waller (de Prague), que s'est-il passé?

Incubation du chancre infectant de la cuisse, 31 jours; incubation des accidents secondaires, 31 jours.

Comparez les chiffres, et voyez si M. Ricord pouvait se permettre le jugement qu'il a porté!

Ainsi donc, du sang d'une femme syphilitique ayant au moment de l'expérience des accidents secondaires a été inoculé à un sujet de quinze ans, indemne de vérole, et a produit la vérole à son commencement, à savoir : le chancre induré.

Mais comment M. Ricord ne s'est-il pas rappelé, à propos de l'expérience de Waller, le principe qu'il a formulé depuis si longtemps, pour lequel il a tant lutté, à savoir : que la vérole commence toujours par le chancre? Et l'observation de Waller viendrait juste faire une exception? M. Ricord veut que l'accident produit soit un accident secondaire, *in situ inoculationis*, et l'enseignement de trente ans est oublié pour proclamer une pareille proposition! Ce n'est pas soutenable. C'est la première fois, Messieurs, que l'observation de Waller (de Prague) (27 juillet 1850) est ainsi commentée.

Incomprise par son auteur, qui nous a raconté ce qu'il avait vu en 1850; incomprise de M. Ricord, dont elle a tant exercé la verve en 1851, je la crois désormais inattaquable.

Ainsi donc le sang d'un syphilitique s'est montré contagieux et a produit la syphilis, la maladie tout entière, en commençant par le commencement, à savoir : une lésion qui avait tous les caractères que l'on reconnait au chancre induré, lésion qui a été suivie dans le délai ordinaire d'accidents constitutionnels.

Mais si le sang des syphilitiques s'est montré contagieux à un moment donné, l'est-il toujours? Non, l'expérience a prouvé le contraire. Faut-il donc nier la contagion du sang? Non, parce qu'un fait bien établi est inébranlable; mais nous devons rechercher quelles sont les conditions de la contagion du sang chez les syphilitiques.

J'ai déjà essayé d'éclairer cette difficile question dès l'année 1860, dans une lettre insérée dans la *Gazette médicale de Lyon*, 1er décembre, p. 537 :

« En soutenant l'idée de la contagion du sang dans les maladies virulentes ; en soutenant que la syphilis, qui est une maladie virulente par excellence, rentrait dans cette grande loi de pathologie générale, je n'ai point dit, comme on pourrait le croire en lisant M. Diday, que le sang était fatalement contagieux dans tous les cas ; tout au contraire, j'ai soigneusement indiqué dans ma thèse que si le sang était contagieux, j'ignorais dans *quelles limites*. »

Et plus loin :

« Pour moi, le sang n'est pas également contagieux à toutes les périodes d'une maladie virulente; la propriété contagieuse du sang semble être à son maximum à la période aiguë ; elle semble, au contraire, décroître, disparaître même, lorsque la maladie passe à l'état chronique. Les accidents tertiaires de la syphilis représentent la période chronique de la maladie. C'est pendant cette période que la contagiosité du sang tendrait à décroître, et sinon à disparaître, du moins à n'être plus appréciable.

» L'étude de la pathologie générale, la clinique et l'expérimentation me prêtent leur concours pour appuyer cette manière de voir.

» En effet, si l'on peut observer des individus qui peuvent prendre deux fois dans leur vie un chancre infectant (comme on prend deux fois la variole), il faut bien admettre que les individus n'étaient plus sous l'influence de la diathèse le jour où ils ont contracté un second chancre infectant. Par conséquent le sang de ces individus, qui participait des propriétés virulentes de l'économie à un moment donné, n'était plus contagieux, n'était plus diathésé, à l'instant où un second chancre *infectant* pouvait être gagné par eux. »

Je faisais remarquer ensuite que les femmes qui avaient eu depuis peu de temps ou qui avaient au moment de l'accouchement des accidents secondaires accouchaient ordinairement d'enfants qui avaient plus tard la syphilis, tandis que la même chose était très-rare chez les femmes atteintes d'accidents tertiaires ; qu'une chose analogue se passait dans la médecine vétérinaire à propos de la morve chronique.

Je citais les expériences de Rainard et Lecoq (1829), de ces deux juments atteintes de morve chronique qu'on fit saillir par un étalon, et qui mirent bas l'une un poulain sain, l'autre un poulain qui eut une maladie qu'on soupçonna être la morve, mais qui en guérit.

Enfin une expérience personnelle pratiquée à Lyon (20 novembre 1859), dans laquelle du sang d'un cheval atteint de morve chronique n'avait produit aucun résultat sur un âne vigoureux âgé de trois ans.

Tous ces faits et ceux bien plus nombreux que renferment les recueils de médecine vétérinaire, mis en regard de l'activité du principe morbide à la période aiguë, me paraissaient établir une différence radicale entre ces périodes, et par analogie je croyais pouvoir conclure d'une manière analogue pour la syphilis.

Mais ce n'est pas tout, j'arrive aux expériences directes de M. Diday, ce vétéran de l'enseignement libre à Lyon, qui vous a si souvent captivés par le charme de sa parole et de son esprit, et qui non moins souvent vous a montré qu'il n'était besoin ni de la toge ni de l'hermine officielles pour faire un délicieux professeur.

Ces expériences furent instituées le 26 juin 1848, et ont été consignées dans un mémoire fort remarquable inséré dans la *Gazette médicale de Paris*, 1849.

M. Diday ayant choisi un sujet syphilitique tertiaire, dont le diagnostic fut contrôlé, prit du sang autour d'une exostose que portait cet individu et l'inocula à seize malades et à lui-même. Un de ces seize malades avait un chancre induré, celui-là fut mis hors de cause ; les quinze autres n'avaient que des chancres mous, et par conséquent étaient vis-à-vis de l'expérience comme autant de sujets sains.

M. Diday croyait à cette époque imprimer à ses malades un certain *mode diathésique* qui devait les préserver d'accidents constitutionnels ultérieurs.

Le savant et modeste M. Bassereau, qu'on ne comptera certes pas parmi les ingrats de l'hôpital du Midi, ne devait éclairer que quatre ans plus tard l'immense question de la dualité chancreuse.

Le sang du tertiaire fut déposé avec la lancette à l'avant-bras. Aucun traitement ne fut fait; chaque sujet fut surveillé pendant six mois, il n'est jamais survenu le plus léger accident local ni général.

L'expérience fut renouvelée le 1er septembre 1849 sur un client qui la réclamait. Le résultat fut négatif.

On voit donc que les expériences de M. Diday qu'on m'oppose, loin de m'être défavorables, confirment ma manière de voir de la façon la plus éclatante.

Mais la période aiguë de la syphilis n'est peut-être pas la seule condition qui favorise la contagion. Je remarque que dans presque tous les cas de syphilis transmise par la vaccination, le sujet vaccinant avait la syphilis héréditaire. Y a-t-il là une condition spéciale?

Je remarque encore que les vaccinations se font au printemps ou au commencement de l'été, c'est-à-dire à un moment où toutes les fonctions organiques sont surexcitées. Y aurait-il dans cette condition particulière que subissent tous les êtres vivants de la création le secret de l'énigme?

Enfin, les sujets vaccinants, dans la plupart des observations où le sang s'est montré contagieux, étaient en bas âge.

Nous nous contenterons d'indiquer cette voie nouvelle aux investigateurs qui, loin de nier systématiquement un fait clairement établi, voudront bien chercher les conditions de la contagion du sang.

Après avoir réhabilité les observations de l'anonyme du Palatinat et surtout celle de Waller (de Prague), montré que celles de M. Diday, loin de m'être contraires, venaient donner à la doctrine que j'enseigne une consécration éclatante, j'arrive aux expériences qu'un chirurgien d'Albi, M. Lalagade, a fait connaître dans ces derniers temps.

Première expérience. — Le 29 octobre 1860, nous nous sommes inoculé, par deux larges et profondes piqûres, le sang du nommé X..., soldat au 1er régiment des cuirassiers, 6e escadron, en garnison à Clermont-Ferrand, d'un tempérament lymphatique, âgé de vingt-six ans. Ce militaire, en congé de convalescence à Albi, est entré dans notre service le 23 octobre dernier, salle Saint-Augustin, n° 2.

Le malade a été traité à l'hôpital militaire de Lyon, en 1857, pour cinq chancres. Le principal traitement, pendant vingt-neuf jours, aurait consisté dans de fréquentes cautérisations.

Depuis cette époque, le malade aurait été toujours souffrant. Il est en congé de convalescence de six mois à Albi, pour un rhumatisme chronique rebelle à toute action médicatrice.

Le jour de notre expérimentation nous constatons les phénomènes syphilitiques qui suivent : taches cuivrées sur le corps, ganglions engorgés plus particulièrement au cou, aux aisselles et aux plis des aines ; douleurs ostéocopes très-pénibles la nuit.

Ce syphilitique accuse des douleurs sourdes au larynx : il y a aphonie ; la salive s'échappe de la bouche involontairement et en très-grande abondance ; il éprouve une grande difficulté pour avaler les aliments.

Il porte à la partie antérieure de la langue une ulcération à caractère de chancre induré, très-accentuée ; bords de la plaie coupés à pic, d'un fond grisâtre, etc.

La plaie syphilitique a 3 centimètres 5 millimètres de la partie antérieure à la partie postérieure, et 3 centimètres 2 millimètres dans le sens transversal ; elle a 5 millimètres de profondeur ; c'est l'ulcération syphilitique à la langue que nous avons vue la plus grande et la plus hideuse : l'aspect en est repoussant.

Nous piquons avec notre lancette la langue à 6 millimètres de la plaie, et avec le sang qui en sort nous nous faisons deux larges et profondes piqûres.

Nous avons laissé le sang se sécher sur nos piqûres ; nous avons veillé à ce que tout frottement de notre linge ne l'enlevât point.

Nous avons pris toutes nos précautions, comme si nous avions désiré que notre expérience fût affirmative ; chaque jour nous avons contrôlé nos piqûres avec des confrères qui, nous sommes heureux de l'écrire, portaient comme nous une double sollicitude à notre épreuve.

Aujourd'hui, 10 février 1861, nous n'avons eu sur nos bras aucune ulcération chancreuse d'insertion locale à l'endroit des piqûres. Nous affirmons que nous n'avons sur aucune partie de notre corps ni roséole ni éruption à caractère syphilitique. Nous n'avons point à nous préoccuper du moindre épiphénomène suspect d'empoisonnement.

Je dis que dans cette première expérience l'état pathologique du malade n'est pas parfaitement défini.

Ce malade, dit l'observation, a eu cinq chancres à Lyon. Le nombre de ces chancres me donne déjà à penser qu'ils étaient simples; mon sentiment se fortifie du traitement employé, qui a été surtout local: la cautérisation. Mais il semble que M. Lalagade, en soulignant que le rhumatisme du malade était *rebelle* à toute action médicatrice, ait douté de la nature de ces chancres, en donnant à penser qu'il y avait entre la lésion du genou et les chancres de 1857 une certaine relation.

Le jour de l'expérimentation, le malade présente bien des symptômes de syphilis secondaire, *taches cuivrées* sur le corps. Ces taches cuivrées seraient-elles la conséquence des chancres de 1857 ? Ce n'est pas la première fois que des taches cuivrées persistent après trois ans, surtout en l'absence de traitement ou avec un traitement défectueux.

Nous nous demandons jusqu'à quel point nous devons prendre l'ulcération de la langue, ulcération à dimensions insolites, pour un chancre primitif. Nous avons pensé que ce serait peut-être là un accident de transition, une gomme supputée. Enfin la présence des douleurs ostéocopes concomitantes, accident tertiaire ici précoce, nous paraît fortifier cette manière de voir.

Ce malade était-il davantage sous l'influence de la syphilis tertiaire que de la syphilis secondaire? Et par suite, d'après les considérations que nous avons présentées, son sang devait-il être contagieux?

Nous nous contentons de poser cette question. Mais en supposant, ce qui n'est pas prouvé, que le sang du sujet fût dans les conditions voulues pour être contagieux, on se demande si le sang supposé contagieux n'aurait pas pu subir l'influence du traitement mercuriel, traitement qui modifie à un si haut degré tout l'organisme? On est en droit de se poser cette question devant cette assertion que le malade salivait en très-grande abondance.

Mais supposons encore que du mercure n'ait pas été ingéré et que le sang fût bien dans les conditions voulues pour être contagieux, je dis que l'opérateur en s'inoculant par deux larges et profondes piqûres s'est mis dans les conditions les plus défavorables pour que l'opération réussit, lorsqu'elle doit réussir. En effet, quand on inocule un virus quelconque, le virus-vaccin, par exemple, ce n'est pas une incision que l'on fait, que l'on doit faire sur le sujet que l'on vaccine, mais bien une piqûre sous-épidermique; on évite avec grand soin de faire une large et profonde piqûre, parce que des piqûres pareilles amènent du sang, et que ce sang tend à chasser le virus introduit, virus toujours en petite quantité au bout d'une lancette, et surtout en petite quantité relativement au sang que l'on fait sortir par une piqûre large et profonde, et qui devient une incision.

Cette expérience ne me paraît donc pas irréprochable, et on voit combien, sans être sévère, on peut l'accuser d'être peu probante.

Passons à la seconde expérience.

François X..., soldat au 80e régiment de ligne, âgé de vingt-trois ans, d'un tempérament sanguin lymphatique, est entré dans notre hôpital, salle Saint-Augustin, 2, pour y être traité de nombreuses végétations et d'une dartre syphilitique.

Nous nous sommes inoculé, le 8 septembre 1860, par deux larges et profondes piqûres, du sang de ce militaire atteint de syphilis constitutionnelle, et nous n'avons eu à constater que des résultats négatifs.

Voilà, Messieurs, toute l'observation. Eh bien, ce malade était-il syphilitique? Les détails indispensables manquent pour se prononcer. On ne parle pas d'accident primitif; si on l'a vu ou non, quelle a été la forme des accidents secondaires. Le mot *dartre syphilitique* est loin d'être précis, à supposer qu'il signifie quelque chose. Quant aux végétations, tout le monde sait qu'elles ne sont pas un symptôme essentiellement syphilitique.

Enfin, je rappelle encore les larges et profondes piqûres comme étant des conditions contraires à une expérimentation sérieuse.

La deuxième expérience peut donc être considérée comme non avenue.

Troisième expérience.

Le nommé X... (Jean), d'un tempérament sanguin lymphatique, âgé de 25 ans, soldat au 71e régiment de ligne, est entré à l'hôpital, salle Saint-Augustin, n° 3, le 24 octobre 1860. Ce militaire est atteint de trois chancres indurés depuis deux mois et demi. Nous constatons l'engorgement des ganglions des aines.

Le 10 novembre, nous nous sommes inoculé, par deux piqûres, du sang de ce syphilitique.

Nous sommes heureux de dire qu'il ne reste chez nous aucune trace de cette expérimentation.

Je dis que cette observation est incomplète. Dans quelle région étaient les trois chancres indurés? Probablement à la verge, puisqu'on parle de l'engorgement des aines; mais pourquoi ne pas le dire?

Ce malade avait-il pris le mercure ou non? Et les incisions? Voilà, Messieurs, les expériences qu'on a qualifiées de très-remarquables, et que l'on ose opposer à celle de Waller! Tout cela n'est pas sérieux.

En résumé, dans le fait de M. Trousseau, le vaccin du vaccinifère de la salle Saint-Bernard n'a rien transmis de syphilitique à la jeune femme de dix-huit ans, parce que si le vaccin pur eût pu transmettre quelque chose autre que la vaccine, aucun des cinq vaccinés n'eût échappé.

Du moment que le vaccin ne peut être incriminé, il ne reste à accuser que le sang.

Le sang des syphilitiques peut être, en effet, contagieux à certains moments, comme le prouve l'expérience de Waller (27 juillet 1850). On peut se rendre compte des résultats négatifs en recherchant les conditions de la contagion du sang des syphilitiques.

Il est probable que le sang devient moins contagieux à mesure que la maladie, ayant dépassé l'époque des accidents secondaires, arrive aux tertiaires. Les expériences de M. Diday confirment cette manière de voir.

Enfin, les expériences de M. Lalagade ne présentent pas des garanties suffisantes pour entrer en ligne de compte, parce que, à supposer que le sang eût dû être dans ces conditions contagieuses, ce qui est loin d'être démontré, le procédé opératoire n'est pas irréprochable.

A force de vouloir fermer les yeux pour ne pas voir la contagion de la syphilis secondaire dans ses conséquences, on en arrive à croire à des histoires comme celles de ce Galanthus, qui infecta neuf petits enfants dans l'acte de la circoncision. On ne comprend rien à l'infection de ces petits êtres; on oublie l'explication qu'on a donnée en 1851, et on descend dans une écurie pour rechercher si la morve ou le farcin n'ont pas donné la syphilis! Est-ce là ce qu'enseigne la pathologie générale? Pourquoi ne pas se demander alors si Galanthus n'aurait pas été mordu jadis par un chien enragé?

M. Ricord nous accuse, à propos de la contagion des accidents secondaires, de retourner au quinzième siècle. Mais les explications de M. Ricord pour ne pas admettre la contagion comme nous, valent-elles donc mieux que celles que les auteurs de ce temps-là nous ont laissées? Valent-elles mieux, par exemple, que celle de ces nonnes qui disaient avoir contracté la vérole malgré les barreaux de leurs cloîtres?

Mais ce qui est pis, c'est que M. Ricord recommande l'impassibilité devant les faits; il veut qu'on reste calme devant les malheurs qui s'accumulent; et en présence de cette énorme question : La syphilis peut-elle être transmise par la vaccine? il croit s'acquitter en posant, comme il le dit, un immense point d'interrogation. Il oublie qu'un instant avant il a déclaré que le vaccin était innocent, en rappelant que dans le fait de Cerioli et dans celui de M. Trousseau, si le vaccin eût donné la syphilis, personne n'eût échappé.

Cette contradiction ne m'a pas surpris lorsque je lisais les leçons sur le chancre de M. Ricord, formant 322 pages in-8°. Les 321 premières pages sont consacrées à se déclarer dualiste plus que l'inventeur; mais la 322e renferme cette phrase, qui est la négation de tout le volume; la voici :

« La dualité du virus chancreux est une hypothèse que l'avenir jugera; l'unicité du virus syphilitique, croyez-le bien, est une vérité jugée par l'expérience et par le temps. »

Vous voyez donc, Messieurs, que ce n'est pas à la suite de cette question : La syphilis peut-elle être transmise par la vaccine? qu'il faut mettre un point d'interrogation, mais à côté de celle-ci : Quelles sont les conditions encore mal déterminées qui président à la contagion du sang chez les syphilitiques?

Vous voyez donc qu'en proclamant l'innocuité du liquide vaccinal, même pris sur un syphilitique, loin de chercher à briser la statue de Jenner, comme on nous en accuse, nous conservons tout son prestige au préservatif que nous a légué le médecin anglais. Bien plus, nous allons au-devant du découragement qui pourrait s'emparer des vaccinateurs et du légitime effroi des populations.

SECONDE LEÇON.

Messieurs,

J'ai déjà eu l'occasion de vous exposer par quel mécanisme la main imprudente du vaccinateur pouvait parfois transmettre la syphilis à des individus sains, et j'ai fait passer sous vos yeux les observations aussi nombreuses que probantes que la science avait enregistrées depuis le commencement de ce siècle. Je me trompe, j'avais oublié de vous mentionner le fait si intéressant de M. Jules Lecoq (de Cherbourg), aujourd'hui médecin principal de la marine, et mon oubli est d'autant moins pardonnable que M. Lecoq a mis à me renseigner une obligeance véritablement exceptionnelle.

Voici ce fait en quelques mots :

Deux marins furent vaccinés au mois de mai 1859, les deux derniers d'une série; le vaccin fut pris sur un homme qui avait eu trois mois auparavant un chancre induré : on ignorait cette dernière circonstance au moment de l'opération. M. Lecoq nous apprit que sa lancette, étant à bout de liquide vaccinal, avait ramené un peu de sang du sujet vaccinant. Les deux marins eurent un chancre du bras au point inoculé, avec adénite axillaire, accidents généraux dans le délai voulu, accidents qui durent céder aux mercuriaux.

Ce fait a été de la part de M. Lecoq l'objet d'une communication importante à la *Gazette des Hôpitaux* en 1859; ne pouvant y insister davantage, j'engage ceux de vous qui voudraient plus de détails à puiser aux sources que j'indique.

Vous avez vu, Messieurs, que de toutes les observations examinées avec soin, nous sommes parvenus à tirer les conclusions suivantes, à savoir :

Que lorsqu'on vaccine un sujet syphilitique, mais à diathèse latente, la vaccination pouvait jouir de la propriété de faire éclore des manifestations syphilitiques cutanées ;

Que si on prenait le vaccin de ces individus, mais le vaccin pur et sans mélange de sang ou de toute autre humeur contagieuse, la vaccine ne donnait que la vaccine sans aucune complication syphilitique prochaine ou éloignée ;

Que si, au contraire, la lancette du vaccinateur venait à dépasser les limites de la poche vaccinale, elle rencontrait un liquide étranger à cette poche, le sang, et que le sang étant contagieux dans des conditions que nous ne connaissons pas encore avec précision, la lancette pouvait donner par la même piqûre la vaccine avec l'humeur vaccinale et la syphilis avec le sang du sujet vaccinant ;

Que la vaccine, ayant une incubation moins longue que l'accident initial de la vérole, se développait la première, avait même le temps, en général, de parcourir ses périodes, et que lorsque la croûte vaccinale était tombée ou sur le point de tomber, le chancre apparaissait au point inoculé, et que ce chancre avait tous les caractères du chancre infectant : longue incubation, ulcération quelquefois précédée de la papulation, induration, adénite axillaire indolente, enfin accidents généraux dans le délai voulu ;

Que par conséquent rien n'était plus facile à l'avenir que d'éviter les malheurs dont je vous ai entretenus, de celui surtout dont vous venez entendre la douloureuse histoire.

Me voici donc amené à vous parler du fait de Rivalta. J'exposerai cette histoire dans toute sa simplicité, et telle que nous l'ont fait connaître les journaux italiens ; puis je donnerai mon appréciation personnelle, et enfin j'examinerai les commentaires d'autrui.

Les journaux italiens qui se sont principalement occupés de l'affaire de Rivalta sont la *Gazette médicale italienne* et la *Gazette de l'Association médicale des Etats sardes*. La *Gazette médicale italienne*, par l'organe de M. le docteur Albertetti, a consacré à cette affaire quatre articles, n^os des 4, 11, 18 novembre et 16 décembre 1861 ; la *Gazette de l'Association médicale des Etats sardes*, les n^os des 20 octobre, 6 décembre 1861, 25 janvier et 6 février 1862. Ces articles sont signés docteur Pacchiotti.

Au commencement d'octobre 1861, un congrès médical siégeait à Acqui (Italie), ville dont les stations thermales ont quelque célébrité, et le chirurgien en chef de l'hôpital d'Alexandrie, M. Ponza, saisissait ses collègues d'un fait grave, qui avait pour théâtre un petit village des environs, le village de Rivalta, de 2,000 âmes.

A la suite d'une vaccination, la plupart des vaccinés auraient été victimes d'une maladie contagieuse dont six déjà étaient morts et trois en danger. Les médecins hésitaient sur le diagnostic, les uns prétendant que la maladie était syphilitique, les autres non syphilitique. M. Ponza insistait auprès du congrès pour qu'une commission formée par les hommes les plus compétents fût immédiatement nommée et envoyée sur les lieux pour y étudier la question. La proposition de M. Ponza fut accueillie avec empressement, et une commission fut nommée, composée des docteurs Louis Parola (de Coni), auteur d'un ouvrage estimé (*De la doctrine vaccinale*), J. B. Massone (de Gênes), Louis Ponza (d'Alexandrie), Silventi et Grillo, praticiens distingués de la province d'Acqui, et Giacinto Pacchiotti (de Turin), rapporteur.

Cette commission se rendit immédiatement à Rivalta, et y arriva le 8 octobre; mais déjà l'autorité s'était émue, et le gouverneur d'Alexandrie avait organisé une enquête. Cependant, celle-ci n'ayant pas amené de résultat sérieux, le gouvernement italien chargea M. le docteur Martorelli d'aller sur les lieux, d'examiner chaque famille des vaccinés, et de dresser un rapport. Ce rapport fut remis au ministère le 28 septembre. Il n'a pas été publié, mais nous savons que M. Martorelli a jugé l'épidémie de Rivalta de nature syphilitique, et que dès le 28 septembre il avait ordonné un traitement spécifique aux enfants contaminés. Tel était l'état de la question lorsque la commission d'Acqui commença ses travaux.

Cette commission apprit qu'à la fin du mois de mai 1861, M. Iwaldi, conservateur du vaccin à Acqui, avait envoyé un tube vaccinal à M. Coggiola, médecin à Rivalta; que ce médecin avait, avec ce tube vaccinal, vacciné un enfant de onze mois, Giovanni Chiabrera, bien portant en apparence, et dont les parents se disaient sains; que la vaccine avait été parfaitement régulière sur le petit Chiabrera, et que le 2 juin 1861 M. Coggiola s'était servi des boutons de vaccine de ce sujet pour vacciner 47 enfants, dont 38 furent malades ultérieurement; qu'un de ces 38, âgé de six mois, servit à vacciner, le 12 juin 1861, 17 enfants, dont 7 présentèrent la même maladie, les mêmes symptômes que les premiers.

L'examen de la commission porta tout d'abord sur 23 des vaccinés de la première série; l'autre moitié fut visitée par le docteur de Katt (de Rivalta), qui put les examiner, quoiqu'ils fussent épars dans la campagne environnante. L'examen de M. de Katt amena un résultat analogue à celui de la commission. Cet examen presque simultané avait lieu plus de quatre mois après les vaccinations, puisque celles-ci avaient été faites les 2 et 12 juin 1861, et que l'examen de la commission se passait le 8 octobre 1861.

Voici ce que l'on constata d'abord sur le premier vaccinifère, Giovanni Chiabrera, et sur ses parents.

Il était dans le marasme, très-amaigri, le teint plombé, la face ridée, épuisé par une diarrhée qui avait commencé dix jours après la vaccination pour laquelle il avait fourni le vaccin. Un érythème existait au pourtour de l'anus et des fesses; il avait un ballonnement considérable de l'abdomen, avec engorgement des ganglions mésentériques, un tubercule excorié sur le prépuce, une alopécie complète.

La mère de l'enfant a un ulcère sur un mamelon, une cicatrice récente sur le mamelon du côté opposé; rien ailleurs.

Le père, qui passe pour un coureur de femmes, le texte italien dit: *disciple de la Vénus errante*, ne présente pas de traces de syphilis ni récente ni ancienne.

Quant aux autres vaccinés, on apprit que six étaient déjà morts, que deux autres étaient dans le marasme et en danger, ainsi que Chiabrera, le premier vaccinifère, et qu'ils étaient atteints d'éruptions variées, les unes sur leur déclin, les autres en pleine activité, éruptions qui caractérisent ordinairement la syphilis constitutionnelle, comme la roséole, des éruptions croûteuses dans les cheveux ou sur le corps, des plaques muqueuses de la bouche et des organes génitaux, des tubercules ulcérés ou non, de l'alopécie, de l'iritis, enfin les symptômes habituels qui caractérisent la vérole constitutionnelle. Chose bien remarquable, ces phénomènes généraux ne s'étaient montrés chez quelques-uns que du dixième au vingtième jour, et chez les autres après deux mois de l'inoculation vaccinale. Vous allez voir, Messieurs, quel parti je vais tirer de cette révélation dans un instant. Mais ce n'est pas tout, et ceci est capital, presque tous les enfants vaccinés avaient aux points inoculés par la lancette du vaccinateur un ulcère ou une papule, humide ou non, ou bien une cicatrice cuivrée, brunâtre, ou enfin, et c'était le cas le plus rare, une cicatrice parfaitement blanche. Mais ce qu'il faut remarquer par-dessus tout, c'est que chez ceux qui avaient eu primitivement des ulcères aux points inoculés, ces ulcères ne s'étaient montrés qu'à la chute des croûtes vaccinales ou peu après cette chute.

Mais les nourrissons n'étaient pas seulement atteints; quatre nourrices, au 8 octobre, présentaient toutes les quatre un ulcère induré du mamelon, avec adénite axillaire indolente.

La commission crut devoir ordonner pour les nourrissons des frictions mercurielles sur les aines, sous les aisselles et sur les extrémités, et aux nourrices l'iodure de potassium seulement pris à l'intérieur.

Un mois après, au 7 novembre, les changements suivants étaient observés par M. le docteur Pacchiotti.

Un seul est mort le 14 octobre, la petite Louise Testa (obs. XII). En général, la santé des enfants s'améliore; ils paraissent plus vifs et mieux nourris. Chez quelques-uns, les tubercules plats ont perdu de leurs dimensions. Quant à l'enfant Chiabrera, il est en voie d'amélioration; bien qu'il soit encore très-amaigri, sa peau a perdu la couleur plombée; sa figure est moins étirée, moins pâle; la diarrhée a cessé.

Mais si les enfants sont mieux, la santé des nourrices s'altère. Au 8 octobre quatre nourrices seulement avaient un chancre du mamelon; il y en avait dix au 7 novembre. La mère de Chiabrera a des accidents secondaires, caractérisés par dix ou douze tubercules plats siégeant sur les grandes et les petites lèvres de la vulve, avec sécrétion séro-purulente. L'ulcère du mamelon persiste.

On a pu se procurer sur la vaccination du 2 juin un renseignement important; du sang du sujet vaccinant a été remarqué sur la lancette de l'opérateur pendant l'opération.

Le 5 janvier, nouvelle visite du rapporteur, M. le docteur Pacchiotti.

Les petits vaccinés vont de mieux en mieux, quelques-uns sont complétement guéris des diverses manifestations syphilitiques qu'ils présentaient au début, tubercules muqueux à l'anus, roséoles diverses, plaques muqueuses de la cavité buccale ou des parties génitales, ulcérations aux points vaccinés; d'autres, cependant, présentent, chose qui n'avait pas été notée d'abord, de l'induration à la place de la cicatrice; chez quelques-uns dont l'ulcère du bras n'est pas fermé, on sent une induration spéciale avec adénite indolente dans l'aisselle. L'état général s'est singulièrement amélioré, les vaccinés paraissent plus vigoureux, plus colorés, mieux nourris. Ceux qui semblaient, dès la première visite de la commission, devoir périr dans le marasme, comme Chiabrera (obs. I), Parodi (obs. XXIII), Scienza Antonia (obs. XLIV), Canepa Theresa (obs. III), sont aujourd'hui non-seulement hors de danger, mais en voie de recouvrer complétement la santé.

Ne pouvant insister sur l'amélioration survenue chez chacun, je me contente d'indiquer les modifications survenues chez le premier vaccinifère, Chiabrera, à cause de l'importance que présente le diagnostic exact de cet enfant.

La diarrhée n'a pas reparu depuis qu'elle avait cessé, au mois de novembre; le ballonnement du ventre est moins considérable, le marasme a disparu, le tubercule excorié du prépuce aussi; la tête, qui était complétement dégarnie de cheveux au 8 octobre, en est maintenant couverte.

A la même époque, le premier vaccinifère était aphone, ce détail avait été oublié : la voix est maintenant revenue; mais, au milieu de cette amélioration générale, on remarque une plaque muqueuse sur la conjonctive de la paupière inférieure gauche.

Ce n'est pas tout. Le rapporteur, M. Pacchiotti, ayant revacciné quatre enfants des plus gravement atteints, a obtenu un résultat négatif; comme contre-épreuve et avec le même liquide vaccinal, il s'est inoculé lui-même et a obtenu un résultat positif.

Jusqu'à ce moment on n'avait pas de renseignements sur le deuxième vaccinifère, Louise Manzone, âgée de six mois (obs. XXXV).

Cette petite fille, après avoir servi à vacciner 17 enfants le 12 juin, dont 7 devinrent ultérieurement malades comme les premiers, eut d'abord des ulcérations aux points inoculés, qui persistèrent longtemps, puis, le 2 août, le docteur Silventi constatait sur le dos un érythème papuleux siégeant aussi sur les membres; plaques muqueuses de la bouche et des parties génitales, etc.

Aucun traitement ne fut suivi; cette petite fille mourut dans le marasme le 10 septembre.

Les nourrices infectées, qui au 8 octobre étaient au nombre de quatre, au 8 novembre au nombre de dix, sont au 5 janvier au nombre de vingt. Chez toutes, moins une, la maladie a commencé suivant la loi établie par mon maître Rollet, par un chancre du mamelon. Ce chancre est à base indurée; il siége sur un mamelon ou sur les deux; il sécrète peu; une adénite indolente axillaire l'accompagne, et est suivie dans les premiers mois d'accidents généraux.

Deux maris sont infectés: c'est Carozzo, père du numéro 2. La femme avait eu en novembre des accidents généraux, entre autres, plaques muqueuses ulcérées de la vulve, et le 18 décembre, Carozzo constatait sur le prépuce un chancre induré; puis le père du numéro 6, Zaccone, constate sur lui le même accident le 17 janvier 1862. Le 16 décembre 1861, la femme de Zaccone avait des plaques secondaires ulcérées de la vulve.

La contagion ne se borne pas aux nourrices et aux maris; quelques frères et sœurs des vaccinés sont atteints au 5 janvier.

Parodi (Jacques), onze ans, frère de la fille dont l'observation figure au n° XXIII, présente les symptômes suivants: ulcération de l'amygdale avec adénite sous-maxillaire, puis, le 20 décembre, éruption; le 5 janvier, syphilide papuleuse confluente sur toute la peau.

Viotti (Marie-Angèle), treize ans, sœur de la fille décrite à l'observation XLVI : même accident primitif de la gorge ; ultérieurement accidents secondaires, caractérisés par des tubercules plats autour de la vulve.

Ces enfants avaient l'habitude d'embrasser leur sœur pour l'empêcher de pleurer, et sans précaution.

Enfin une troisième, Testa (Catherine), douze ans, sœur de celle qui figure à l'observation XII et qui mourut le 14 octobre, contracta, en portant sa petite sœur sur les bras, un ulcère à la partie interne et moyenne de l'avant-bras droit, le 28 septembre, qui fut suivi d'accidents secondaires le 20 novembre suivant.

La petite vaccinée du n° XII (la commission avait noté cette particularité dès le 8 octobre) portait près du creux poplité droit une ulcération lardacée, grise, profonde, en même temps que d'autres accidents secondaires.

Tous ces enfants, traités par le spécifique, ont vu leur maladie s'amender notablement.

Enfin, Messieurs, pour terminer cet historique, je dirai que par une circulaire du 23 décembre, le ministre Ricasoli enjoignait aux préfets du royaume d'Italie d'exiger à l'avenir des conservateurs du vaccin les conditions suivantes :

Les conservateurs auraient un registre sur lequel seraient inscrits les vaccinifères, ainsi que le nom des parents, pour qu'on puisse, en cas d'accident, remonter à l'origine du mal.

Les vaccinateurs devraient refuser comme vaccinifères les enfants qui, bien portants en apparence, auraient des parents dont la santé ou les antécédents seraient suspects ; enfin les vaccinateurs ne pourraient plus, à l'avenir, se servir de vaccinifères âgés de moins de trois ou quatre mois.

Eh bien, Messieurs, quel est le nom de la maladie qui a causé tant de ravages ? Est-ce la syphilis ? Oui. L'épidémie de Rivalta était réellement syphilitique. L'étude des symptômes, leur ordre de succession ou l'étude de leur marche, la transmission de la maladie aux nourrices, aux frères et sœurs des vaccinés, etc., déposent à la fois dans le même sens. Mais pour que cette assertion de notre part devienne une démonstration, supposons-nous pour un instant à la place de la commission d'Acqui, qui examinait les petits malades de Rivalta plus de quatre mois après la vaccination, et demandons-nous quels symptômes nous présenterait un syphilitique qui aurait contracté la maladie depuis plus de quatre mois sans avoir jamais fait aucun traitement.

Ce malade nous offrirait d'abord l'accident primitif, cicatrisé ou non; quelquefois cet accident transformé sur place en papule humide, phénomène suffisamment connu aujourd'hui; puis, à côté de cet accident, au point inoculé naturellement ou artificiellement, nous verrions des accidents généraux variés : roséole, tubercules plats dispersés çà et là, plaques muqueuses, alopécie, iritis, etc., sinon tous ces accidents à la fois, du moins quelques-uns; mais nous nous garderions bien de considérer tous ces accidents comme contemporains; nous demanderions au malade lequel a paru le premier, et nous serions ainsi amenés à constater un accident primitif.

La commission d'Acqui n'a réellement pas dû voir autre chose. En effet, elle a constaté sur la plupart des vaccinés une ou plusieurs ulcérations aux points inoculés; mais ces ulcérations ne sont arrivées qu'à la chute de la croûte vaccinale ou peu après, c'est-à-dire à une époque où la vaccine avait eu le temps de parcourir ses périodes; il y avait donc eu entre le moment de l'inoculation vaccinale et celui de l'ulcération un intervalle de quinze à vingt jours qui représente l'incubation longue du chancre induré. Ainsi voilà que nous tenons les deux principaux caractères du chancre infectant : longue incubation, ulcération; nous pourrions déjà conclure. Mais ce n'est pas tout : l'induration des ulcères des bras, qui n'a pas été signalée au début, est notée plus tard chez quelques enfants, ainsi que l'induration laissée par les cicatrices; on a aussi signalé l'adénite axillaire indolente. Mais, chose capitale, les accidents généraux se sont montrés chez les uns du dixième au vingtième jour de l'inoculation vaccinale, et chez les autres après deux mois, c'est-à-dire que les premiers ont eu d'emblée des manifestations générales, résultat d'une diathèse syphilitique latente réveillée par l'opération vaccinale; tandis que les seconds, qui n'ont eu ces manifestations qu'après deux mois, ont eu le temps d'avoir le chancre primitif au bras, avec sa longue incubation, quinze jours, par exemple; puis un mois et demi après, dans le délai voulu, dans le délai classique, manifestations syphilitiques secondaires.

Vous voyez donc qu'aux termes mêmes des renseignements fournis par les médecins italiens, et quoique ceux-ci en aient tiré tout d'abord une conclusion différente, l'épidémie de Rivalta ressemble à toutes les épidémies analogues qui l'ont précédée, c'est-à-dire qu'on peut diviser en deux groupes les enfants vaccinés de Rivalta devenus malades ultérieurement à la vaccination, tout comme dans les observations de Cerioli, Tassani et autres : le premier groupe, extrêmement restreint, contenant les enfants qui avaient une syphilis latente au moment de la vaccination, et le second groupe ceux qui étaient parfaitement sains; les premiers ayant des manifestations générales d'emblée, les seconds contractant un chancre induré du bras d'abord, avec sa longue incubation, son adénite axillaire indolente, et les accidents secondaires survenant un mois et demi après, dans le délai classique.

Les symptômes dont nous venons de parler, leur ordre d'apparition, sont les symptômes pathognomoniques de la vérole; si ces symptômes avaient besoin d'une preuve de plus, ils la trouveraient éclatante, indéniable, dans la transmission de la maladie aux nourrices.

Au 8 octobre, il y en eut 4.

Au 8 novembre, 10.

Au 5 janvier, 19.

Chez toutes, la maladie commence toujours par son commencement, par un chancre induré du mamelon avec adénite axillaire indolente ; le chancre suppure peu ; il siége tantôt sur un mamelon, tantôt sur les deux ; il reste stationnaire assez longtemps, se transforme quelquefois sur place en tubercule muqueux, et, s'il vient à se cicatriser, laisse la trace de l'induration. Dans le délai voulu les accidents généraux éclatent : roséole, tubercules plats, ulcérés ou non, plaques muqueuses, alopécie, impetigo du cuir chevelu, etc.

Chez une seule nourrice on ne trouve aucun chancre du sein ; mais en même temps qu'elle a des symptômes constitutionnels, elle présente une ulcération de l'amygdale avec adénite sous-maxillaire indolente, accident initial qui peut être le résultat de baisers imprudents sur la bouche infectée d'un nourrisson.

Si, dans ce cas, il n'y a pas chancre induré du mamelon, c'est que cette femme, déjà diathésée par le chancre de l'amygdale, ne peut en recevoir un autre sur le reste du corps, pas plus au mamelon qu'ailleurs (Clerc).

Tant que les petits vaccinés n'ont d'autres manifestations syphilitiques que le chancre du bras, les nourrices ne sont pas exposées d'une manière directe à la contagion. Mais dès que la maladie permet aux symptômes dits secondaires d'envahir la bouche par des plaques muqueuses, le sein des nourrices, sur lequel vient se greffer, pendant plusieurs heures du jour et de la nuit, une bouche infectée, est dès ce moment exposé à la contagion.

Dans ces cas, comme M. Rollet l'a montré le premier (*Gazette médicale de Paris*, 24 juillet 1858), le mamelon des nourrices reçoit un véritable chancre induré, la vérole à son commencement, accident initial suivi à son tour et dans le délai voulu des accidents constitutionnels généraux.

De même que les nourrissons n'étaient pas un danger pour les nourrices tant que l'accident primitif du bras était chez eux le seul accident de la vérole ; de même, tant que les nourrices n'ont que l'accident local du mamelon, les maris ne sont pas directement exposés à la contagion ; mais dès que les accidents généraux se manifestent à la vulve par des plaques muqueuses ulcérées, les maris commencent à être contaminés. C'est d'abord Carozzo, quarante-deux ans, père de l'enfant n° 2. Le 18 décembre, trois chancres indurés, un sur le prépuce et deux à gauche à la limite du scrotum et de la cuisse, adénite bi-inguinale indolente.

Puis Zaccone (André), trente-cinq ans, chancre induré du prépuce à droite (17 janvier), adénite inguinale indolente. Les femmes de ces deux hommes avaient depuis plusieurs semaines des plaques muqueuses ulcérées de la vulve. Ici encore l'accident secondaire transmet comme toujours la vérole à son commencement, à savoir un chancre induré : c'est toujours le même accident transmis.

Mais la maladie ne se borne pas à atteindre les nourrices et les maris des nourrices : les frères et sœurs qui soignaient les enfants vaccinés, les embrassaient sans précaution pour les empêcher de pleurer ou les portaient sur les bras nus, sont aussi infectés.

C'est ainsi que Parodi (Jacques), onze ans, frère de Madeleine Parodi (obs. XXIII), a d'abord un ulcère de l'amygdale, avec adénite sous-maxillaire indolente; le 20 décembre une éruption spécifique, le 5 janvier une éruption papuleuse confluente;

Que Viotti (Angèle), sœur du n° 46, contracte le même accident initial, et quinze jours après (il est rare que les accidents généraux soient si précoces), tubercules plats ulcérés autour de la vulve.

Enfin, Testa (Catherine), douze ans, sœur du n° 12, contracte le 28 septembre, sur l'avant-bras droit, partie moyenne et interne, un chancre induré à auréole cuivrée, sécrétant peu, adénite axillaire indolente, et le 20 novembre accidents généraux; cette petite fille avait l'habitude de porter sur ses bras nus sa sœur, qui avait au creux poplité droit une ulcération secondaire sécrétante ; il est probable que la contagion se sera opérée par le contact permanent d'un ulcère sanieux et de la peau fine de l'avant-bras ; la petite Testa, la vaccinée, est morte le 14 octobre.

Un fait analogue, chancre de l'avant-bras suivi de vérole constitutionnelle, a été observé dans le procès Hubner, sur deux bonnes qui avaient l'habitude de porter sur leurs avant-bras nus des enfants ayant des plaques muqueuses ulcérées de l'anus. J'ai noté ce fait dans mon mémoire des *Archives* (1).

Tant que la maladie est méconnue, chez les vaccinés de Rivalta, la mortalité fait des progrès. A peine le spécifique est-il donné que la mortalité s'arrête. Il y avait six morts au 8 octobre, il n'y en a plus qu'une après cette date, et encore c'est une enfant dans le marasme, qui meurt le 14 octobre, avant qu'un traitement sérieux ait pu produire son effet en six jours.

---

(1) *De la syphilis transmise par la vaccination*. Juin, juillet, septembre 1860, *Archives gén. de méd.*

Les nourrissons voient leurs symptômes diminuer et disparaître le 8 novembre, le 5 janvier, et si l'état des nourrices n'est pas amendé dans les mêmes proportions, cela tient probablement à l'administration exclusive de l'iodure de potassium, qui a peu de vertu contre les accidents secondaires.

Il s'est passé, en un mot, pour l'affaire de Rivalta, au point de vue du traitement, ce qui s'était déjà passé en 1821 dans l'observation de Cerioli, tant que la nature de la maladie avait été méconnue; 19 enfants sur 46 avaient eu le temps de mourir, 8 dans celle de Tassani, 1841; à peine le mercure est-il administré que la mortalité s'arrête, et que nourrissons et nourrices reviennent à la santé.

Ainsi donc, l'influence heureuse du traitement spécifique chez les vaccinés de Rivalta vient encore corroborer le diagnostic que nous avons établi, à supposer que ce diagnostic eût eu besoin d'une preuve de plus. — *Naturam morborum curationes ostendunt.*

Parlons maintenant des vaccinifères, ils sont au nombre de deux : le jour de la vaccination, le 2 juin, le premier, Giovanni Chiabrera, a onze mois, et le second, Louise Manzone, six mois. Les symptômes du premier me paraissent avoir été ceux de la syphilis secondaire; il se pourrait, à la rigueur, car il faut tout prévoir, que le premier vaccinifère eût eu une syphilis acquise dans les premiers jours de sa naissance, par une cause accidentelle quelconque; mais tant que cette cause ne sera pas démontrée, on peut se demander s'il ne faut pas rattacher à la syphilis héréditaire les symptômes syphilitiques dont le premier vaccinifère était porteur, à savoir : l'alopécie complète et l'aphonie, deux accidents qui ont complétement disparu du 8 octobre 1861 au 5 janvier 1862, sous l'influence d'un traitement mercuriel énergique, le traitement par les frictions. Ces deux symptômes me suffisent pour le moment pour établir le diagnostic de la syphilis; ils suffiront toujours, mais nous verrons tout à l'heure qu'on peut même discuter les autres, qui paraissent difficiles à interpréter au premier abord.

Mais qui a donné la vérole à Giovanni Chiabrera, le premier vaccinifère? Est-ce le tube d'Acqui? la lancette du vaccinateur?

les parents? ou encore une cause accidentelle quelconque indémontrée jusqu'ici, mais *possible à la rigueur* (1)?

Le tube d'Acqui? M. Ricord répond : Non; car il est établi, dit M. Ricord, d'après le rapport du docteur Albertetti, que le premier vaccinifère était indemne de vérole; que, du reste, le tube d'Acqui n'aurait pu donner qu'une syphilis constitutionnelle à Chiabrera, vaccinifère, et que cette syphilis n'aurait pas eu le temps d'être en évidence à l'époque indiquée par le rapport.

Cette petite argumentation est du reste copiée mot à mot sur l'article de M. Jaccoud, *Gazette hebdomadaire*, n° du 17 janvier, page 35. Il y a dans les raisons qu'apporte M. Ricord autant d'erreurs que d'assertions.

M. Albertetti d'abord non-seulement n'a jamais été rapporteur, mais même n'a jamais fait partie de la commission; bien mieux, il n'a jamais vu les malades.

Mais lorsque M. Ricord nous dit que le tube d'Acqui n'aurait pu donner à Chiabrera, vaccinifère, qu'une syphilis constitutionnelle, il oublie que les pères et mères seulement peuvent transmettre d'emblée une syphilis constitutionnelle par l'hérédité; que le tube d'Acqui n'est ni une maman ni un papa; que le tube d'Acqui est un instrument, et que tout instrument qui donne la vérole donne une vérole acquise; or toute vérole acquise commence par son commencement, c'est-à-dire par un chancre; mais on sait que les pustules vaccinales du vaccinifère Chiabrera ont été parfaitement régulières et ne se sont jamais ulcérées; donc un chancre n'a pas été vu sur les points vaccinés de Chiabrera; donc Chiabrera n'a jamais eu de syphilis *acquise, au moins par la vaccination;* donc le tube d'Acqui, qui ne pouvait donner qu'une syphilis acquise, s'il eût donné quelque chose, est innocent; le même argument sert pour innocenter la lancette du vaccinateur; donc M. Ricord a oublié dans cette circonstance son enseignement de trente ans, qui consistait à dire sur tous les tons que la vérole acquise commençait toujours par un chancre.

Mais lorsque M. Ricord ajoute que le vaccinifere Chiabrera

---

(1) Voir la *Gazette des Hôpitaux*, 30 janvier 1862.

n'aurait pas eu le temps d'avoir des manifestations constitutionnelles à l'époque indiquée par le rapport, il oublie que la commission d'Acqui a vu les enfants le 8 octobre, c'est-à-dire qu'il y avait plus de quatre mois que la vaccination du 2 juin avait été faite, et que si les enfants vaccinés après Chiabrera avaient eu le temps d'avoir un accident primitif du bras, avec sa longue incubation, et plus tard des accidents constitutionnels contagieux, puisque quatre nourrices, les mères des n°s 1, 3, 11 et 20, avaient contracté un chancre induré du mamelon le 8 octobre, Chiabrera, qui, dans la pensée de M. Ricord, devait avoir sur les autres vaccinés toute l'avance de sa longue incubation du chancre infectant, devait être au moins aussi avancé qu'eux comme symptômes généraux, toutes choses égales d'ailleurs.

Voilà une assertion qui est loin d'être en harmonie avec cet autre précepte, que les accidents constitutionnels se développent dans les premiers mois.

Si on élimine la contagion de Chiabrera par une cause accidentelle hypothétique (mais que l'on suppose un instant, pour tout prévoir); si le tube d'Acqui ne peut être accusé; si la lancette du vaccinateur est innocente par la même occasion, le premier vaccinifère ne peut tenir la syphilis que de sa mère ou de son père.

La tient-il de sa mère? Mais non, puisque celle-ci a un chancre du sein le 8 octobre, et une cicatrice sur le mamelon du côté opposé, tandis que Chiabrera a le même jour des accidents secondaires manifestes, *alopécie complète* et *aphonie complète*, qui, disparaissant avec l'emploi des mercuriaux, permet de dire: laryngite syphilitique, *aphonie*, le signe le plus précieux de la syphilis infantile.

L'accident primitif ne peut pas avoir donné un accident secondaire, ce qui est contraire à l'observation, et puis la mère a été malade après son nourrisson, donc on ne peut accuser celle-ci. Du moment que Chiabrera, vaccinifère, ne tient pas la vérole d'une circonstance accidentelle, possible à la rigueur, mais indémontrée, le tube d'Acqui, la lancette et la mère ne pouvant non plus être incriminés, je déclare que Chiabrera vaccinifère ne peut tenir la syphilis que de *celui* qui l'a engendré. Ce n'est que de celui-là que je veux parler en ce moment.

On a dit qu'il n'avait rien pu transmettre à son enfant, parce que, examiné le 8 octobre, il n'avait présenté aux commissaires aucune trace de syphilis récente ou ancienne. Mais d'abord j'observerai que tous les accidents syphilitiques ne laissent pas de traces. Ai-je besoin de rappeler que les accidents secondaires en laissent très-rarement, s'ils en laissent jamais ; que l'accident primitif et les accidents tertiaires ont seuls ce privilége? Mais, d'abord, tous les syphilitiques sont très-loin d'arriver tous aux accidents tertiaires ; et quant à l'accident primitif, il disparait généralement assez vite, surtout s'il est bien traité.

Après cela, je remarque que le père de Chiabrera devait avoir une syphilis ancienne datant d'au moins deux ans. En effet, Chiabrera le père est examiné le 8 octobre. Or, ce jour-là, son fils avait quinze mois, puisque le 2 juin il en avait onze : onze et quatre valent quinze ; quinze et neuf de gestation valent vingt-quatre. Il y avait donc vingt-quatre mois, ou deux ans au moins, que M. Chiabrera avait dû avoir, au moment du coït fécondant, ou un chancre primitif, ou des accidents constitutionnels, et rien ne prouve que les accidents dont je parle n'aient été antérieurs à l'époque à laquelle je fais allusion.

Le père de Chiabrera, ayant eu depuis au moins deux ans un accident primitif, a eu le temps de voir pousser ses accidents constitutionnels dans les huit mois suivants, et de les voir disparaître dans les dix-huit mois qui ont succédé aux six premiers, surtout si un traitement rationnel a été fait ; à bien plus forte raison les accidents ont-ils dû disparaître, si la vérole du père de Chiabrera est de beaucoup antérieure à l'époque dont j'ai parlé. Y aurait-il donc quelque chose d'étonnant à ce qu'un homme qui a la réputation d'être un coureur de femmes gagne la vérole une fois en sa vie? Et puis n'y a-t-il pas des syphilis bénignes qui peuvent passer inaperçues de certains malades peu soigneux, et ces syphilis bénignes n'engendrent-elles pas quelquefois des syphilis graves, tout comme des varioles bénignes engendrent aussi des varioles graves, et ainsi des autres maladies virulentes, *et vice versâ*, sans qu'une explication satisfaisante ait été donnée de ces faits? Enfin, je me suis demandé si l'irritation des esprits à Rivalta et la crainte de la vindicte publique n'avaient influé en rien sur les réponses du père de Chiabrera (1).

Je suis donc amené à penser que Giovanni Chiabrera avait la syphilis ou de son père, ou d'une circonstance accidentelle dont je ne me rends pas compte, *mais possible à la rigueur*, le 2 juin 1861, jour de la vaccination des 46 enfants de la première série.

Passons à l'histoire du deuxième vaccinifère, Louise Manzone, qui a servi à vacciner la deuxième série.

Cette enfant était saine le 2 juin 1861 ; un ou plusieurs ulcères qu'elle a eus d'abord aux bras étaient des chancres infectants qui persistèrent longtemps, et auxquels avaient succédé les accidents constitutionnels les moins équivoques constatés le 2 août : éruption papuleuse sur le dos ; plaques muqueuses de la bouche, de l'anus, etc. ; transmission de la maladie à la nourrice par un chancre induré du mamelon ; enfin, mort dans le marasme le 10 septembre. Aucun traitement n'avait été fait, malgré les recommandations du docteur Silventi.

Manzone (Louise) a donc eu une syphilis acquise.

Mais par quel mécanisme les 46 vaccinés ont-ils pu être infectés? Ce n'est pas par le liquide vaccinal, car pour la première série ce n'est pas 38 sur 47 qui eussent été infectés, mais 47 sur 47 ; et pour la seconde, ce n'est pas 7 sur 17, mais 17 sur 17. On pourrait rappeler encore les expériences directes de Bidart (1831) et les autres. Si ce n'est pas le vaccin, ce ne peut être que le seul liquide que la lancette du vaccinateur puisse mélanger au liquide vaccinal, le sang. Or nous avons démontré

(1) Depuis l'époque où j'ai fait cette leçon, M. Pacchiotti, rapporteur de la commission d'Acqui, m'a fait l'amitié de me communiquer, par une lettre du 22 mars, un fait d'une importance capitale qui vient lever tous les doutes sur l'origine de la syphilis de Chiabrera. La contagion accidentelle, la syphilis acquise, que j'avais prévue, s'est en effet produite. Giovanni Chiabrera aurait pris le sein d'une femme syphilitique à une certaine époque avant la vaccination. Voilà le fait brut ; les détails ne sont pas encore connus. Mais le fait même, malgré son laconisme, suffit pour faire comprendre comment la contagion a pu s'effectuer, et démontre que nous étions dans le vrai lorsque nous avancions que l'origine de la syphilis ne venait ni du tube d'Acqui, ni de la lancette du vaccinateur, ni de la mère, et qu'on ne pouvait hésiter qu'entre une contagion par le père ou une contagion accidentelle.

que le sang était contagieux, dans des conditions encore indéterminées. Donc le sang du premier vaccinifère peut seul être accusé de la contagion de la plupart des vaccinés de la première série.

Mais ce qu'il y a de très-remarquable, c'est que le sang de Manzone ait été contagieux, lorsque le deuxième vaccinifère n'en était encore qu'à la période d'incubation de la vérole, l'incubation des chancres infectants qui n'avaient pu se montrer encore le jour de la vaccination du 12 juin.

Aussi ce fait m'arrête-t-il dans les tendances que j'avais à considérer le sang de la syphilis héréditaire comme plus contagieux que dans la syphilis acquise (1). Le sang de Manzone a produit sur un certain nombre d'individus ce que le sang de Chiabrera avait produit, à savoir, la vérole à son commencement, c'est-à-dire le chancre induré au point inoculé.

Mais M. le rapporteur ayant revacciné quatre enfants des plus gravement infectés et ayant obtenu un résultat négatif, puis sur lui, comme contre-épreuve, un résultat positif, on voit que ce que j'avais avancé en 1860, à savoir, que deux virus peuvent être donnés par la même piqûre, virus-vaccin avec le liquide vaccinal, virus syphilitique avec le sang, se trouve ici pleinement confirmé. Et il est à croire que si l'on revaccinait tous les enfants infectés, le même résultat serait produit sur le plus grand nombre, car il faut prévoir les cas de non-réceptivité. On sait que dans le procès Hubner deux enfants avaient reçu les deux virus par la même piqûre, comme on put s'en assurer plus tard par la revaccination.

A propos de cette contagion du sang, M. Albertetti a rappelé un fait annoncé par M. Pacchiotti (lettre à l'*Union médicale* du 18 novembre), à savoir, que du sang avait été vu sur la lancette du vaccinateur, il est vrai, mais pendant la vaccination de deux enfants seulement; que par conséquent deux seulement auraient dû être infectés.

Je ferai remarquer à mon tour qu'il n'est pas probable que le vaccinateur ait essuyé sa lancette après qu'on l'eut vue teinte de

---

(1) A bien plus forte raison, maintenant qu'on sait que la syphilis du premier vaccinifère Chiabrera était acquise.

sang pour deux enfants, par cette raison que, s'il eût soupçonné la contagion du sang du vaccinifère, il n'eût pas vacciné deux enfants avec sa lancette infectée, ni même un seul; par conséquent, que les globules sanguins qui sont invisibles à l'œil nu ont bien pu rester en certaine quantité au bout de la lancette jusqu'à la fin de la vaccination. Enfin, je remarque que le vaccinateur, ayant à vacciner *quarante-sept* enfants en une seule séance, avec un seul enfant, n'a pas dû entamer tous les boutons à la fois, ce qui est contraire à l'usage, mais en entamer un d'abord, l'épuiser, et, de peur d'être à court, ramener un peu de sang, que la lancette aura gardé jusqu'à la fin de la vaccination, et ainsi à chaque bouton.

M. Diday a fait observer dans la *Gazette médicale* de Lyon, numéro du 6 février 1862, p. 94, que l'observation de Manzone, deuxième vaccinifère, venait détruire un des faits de principe que j'avais avancés, à savoir, la disparition selon moi constante de la pustule vaccinale, avant que le chancre commence à apparaître sur la même place.

Je ferai observer à M. Diday que le fait avancé par lui, fût-il exact, n'empêcherait pas de regarder l'ulcération des bras de Manzone comme une incubation longue; trois ou quatre jours de plus ou de moins n'enlèvent rien à la valeur de ce fait d'observation. Mais il n'y a aucun détail dans l'observation de Manzone (numéro du 25 janvier, *Gazette de l'Association médicale des États sardes*) qui dise que l'apparition du chancre des bras ait été plus hâtive chez Manzone que chez les autres vaccinés, aucun détail n'est donné à cet égard; au contraire, l'observation dit très-nettement que Manzone devint malade quelque temps après *comme tous les autres enfants* (textuel). Il n'y a rien, ce me semble, dans cette phrase, qui nous autorise à conclure comme M. Diday.

Mon honorable contradicteur veut que les ulcères du bras de Manzone aient suppuré depuis le moment de l'éruption vaccinale jusqu'à la mort. Mais ai-je besoin de rappeler à M. Diday que le premier moment de l'éruption vaccinale a lieu du troisième au quatrième jour, et que, si un ulcère avait existé à ce moment à la place des boutons vaccinaux, je me demande comment les ulcères qui se seraient substitués aux boutons normaux de la vaccine auraient pu servir à vacciner, et si le vaccinateur ne les eût pas repoussés? Je n'insiste pas davantage, je crois que M. Diday n'a pas suffisamment réfléchi à l'objection qu'il m'a faite.

Mon honorable contradicteur m'a paru beaucoup plus heureux en faisant remarquer aux unicistes que l'épidémie de Rivalta n'avait pas donné lieu à un seul chancre mou; il aurait pu ajouter : à aucune blennorrhagie.

L'épidémie de Rivalta ressemble donc complétement aux endémo-épidémies syphilitiques, telles que le pian de Nérac, la facaldine, le sibbens, etc., sur lesquelles M. Rollet a appelé l'attention dans un mémoire très-intéressant que les *Archives générales de médecine* ont inséré en 1860.

Telle est l'appréciation la plus saine qu'on puisse donner du fait de Rivalta. Voyons cependant quels ont été les commentaires des journaux italiens et français :

Lorsque le numéro du 20 octobre de la *Gazette de l'Association médicale des Etats sardes* eut fait connaître les premiers renseignements sur les vaccinés de Rivalta, M. Pacchiotti, signataire des articles insérés dans le journal italien que je viens de citer, M. Pacchiotti, le rapporteur de la commission, M. Pacchiotti, qui, par conséquent, avait vu les malades non pas une fois, mais plusieurs fois, soutint que l'épidémie de Rivalta était syphilitique, et M. Albertetti, qui ne les avait pas vus, soutint de son côté, dans quatre articles, novembre et décembre de la *Gazette médicale italienne*, que l'épidémie n'était pas syphilitique. L'*Union médicale* adopta complétement, par l'organe de M. Cerise, la manière de voir de M. Pacchiotti, et la *Gazette hebdomadaire* adopta complétement celle de M. Albertetti, par l'organe d'un de ses écrivains les plus distingués, M. Jaccoud.

M. Pacchiotti crut, au 8 octobre, que la maladie avait été communiquée d'emblée par des accidents secondaires, sans chancre primitif; plus tard, une étude plus attentive, plus scientifique, conduisit M. Pacchiotti à reconnaître que la maladie avait commencé à Rivalta comme partout ailleurs, par la vérole à son commencement, c'est-à dire par un chancre au point inoculé chez les vaccinés; mais à côté de cette conviction, que d'incertitudes sur l'origine du vaccin! M. Pacchiotti ne savait s'il fallait accuser le tube vaccinal d'Acqui, l'enfant Chiabrera ; il se demandait même si le vaccinateur n'aurait pas pris une pustule syphilitique secondaire pour une pustule vaccinale ; nous avons vu, chemin faisant, comment toutes ces difficultés s'étaient aplanies comme d'elles-mêmes.

Quant à M. Albertetti, il ne partage pas l'opinion de la commission ; il est vrai de dire qu'il n'a pas vu les malades, et il a développé sa manière de voir dans les articles de la *Gazetta medica italiana* des 4, 11, 18 novembre et 16 décembre 1861.

M. Albertetti soutient que les manifestations syphilitiques des enfants vaccinés de Rivalta sont rares, que six enfants seulement sur 46 auraient eu ces manifestations réellement syphilitiques, manifestations favorisées par l'acte de la vaccination ; que pour tous les autres, on peut se demander s'il n'y avait pas chez eux tendance à des manifestations dartreuses auxquelles le jeune âge est sujet, et que l'on aura confondues avec des manifestations syphilitiques. La roséole et les taches cuivrées ne sont pas pour M. Albertetti essentiellement syphilitiques ; le médecin italien va même si loin dans cet ordre d'idées, qu'il refuse aux tubercules ulcérés des organes génitaux le caractère spécifique ; il invoque même, pour soutenir sa thèse, l'opinion de M. Thiry (de Bruxelles).

Mais si M. Albertetti paraît un peu exagéré dans cette voie, c'est avec beaucoup de sagacité qu'il a fait remarquer qu'on n'avait pas tenu compte au début, le 8 octobre, des caractères que pouvait présenter l'ulcération des bras, l'induration de la base et surtout l'ordre de succession des symptômes.

Cependant, nous avons vu que même en l'absence de renseignements il était possible de retrouver dans les termes du rapport la trace de ce qui avait dû se passer avant l'arrivée des commissaires.

M. Albertetti soutient enfin que Chiabrera, le vaccinifère, n'a présenté de symptômes syphilitiques ni avant ni après la vaccination ; que du moment que le tube est innocent, que le vaccinifère n'a pas la syphilis, comment Chiabrera pouvait-il la donner aux petits vaccinés de Rivalta ? L'opération vaccinale, dit-il, a seulement fait développer la syphilis latente chez un petit nombre (6) ; chez tous les autres, il y a erreur de diagnostic, et M. Jaccoud de répéter cette petite argumentation (*Gaz. hebd.*, 17 janvier, p. 35), et M. Ricord de l'accepter (*Gaz. des Hôp.*, 30 janvier 1862).

Telle est la thèse de M. Albertetti, ou plutôt M. Albertetti ne nie rien, il hésite et formule son opposition dans les trois conclusions suivantes :

1° Il est douteux que le pus vaccinal envoyé dans les tubes d'Acqui soit la source de la maladie observée chez les vaccinés de Rivalta, parce qu'on l'affirme de même nature que celui donné à d'autres chirurgiens et dans d'autres pays où les mêmes phénomènes n'ont pas été observés, parce qu'il ne s'est manifesté chez Chiabrera aucun symptôme caractéristique de syphilis.

2° Il est douteux que la pustule vaccinale, entre le neuvième et le dixième jour de son évolution, puisse renfermer les deux virus, virus-vaccin et virus syphilitique ; moins encore dans le cas présent, où les cicatrices vaccinales n'ont rien présenté d'anormal.

3° La nature syphilitique de la maladie est douteuse chez la plupart des petits vaccinés de Rivalta ; et dans le petit nombre de cas où l'existence de cette maladie peut être admise, le fait peut avoir une autre explication.

Puis M. Albertetti ajoute, tant, en définitive, il est peu hostile à notre manière de voir : « Nous souscrivons à la prudente réserve du congrès d'Acqui, car ce que nous avons écrit n'a *d'autre but* que d'épurer les faits, pour qu'on n'accuse pas de dangers provenant d'une autre source un utile prophylactique sur lequel pèsent malheureusement encore beaucoup de préjugés. » (*Gazetta medica italiana*, 18 novembre 1861.)

Réponse à la première conclusion. — Nous sommes d'accord avec M. Albertetti sur l'innocence du tube d'Acqui, non-seulement à cause de la raison que ce médecin invoque, à savoir, que le même vaccin n'a pas produit d'accidents ailleurs, entre les mains des vaccinateurs, mais surtout, comme nous l'avons déjà dit, parce que si le tube d'Acqui avait donné quelque chose à Chiabrera, c'eût été la syphilis acquise, c'est-à-dire la syphilis à son commencement, à savoir : un chancre infectant au point inoculé, au bras. Or l'enfant Chiabrera n'a pas eu d'ulcère au bras; il a eu une vaccine régulière, donc le tube d'Acqui est innocent.

Mais si l'enfant n'a pas été malade avant la vaccination, il l'a été après, et assez malade pour que la commission l'ait jugé en danger de mort le 8 octobre. M. Albertetti ne veut pas que cet enfant ait été syphilitique. La belle santé de Chiabrera avant la vaccination serait-elle invoquée? Mais dans la plupart des cas de syphilis transmise par l'opération vaccinale, les vaccinifères sont toujours bien portants en apparence. Dans l'observation de Cerioli de 1821, la petite Martha, vaccinifère, était saine en apparence, dit l'observation; dans l'observation Tassani, 1841, l'enfant P. C..., vaccinifère, était sain, bien nourri, bien développé; l'enfant Keller, du procès Hubner, paraissait sain le jour de la vaccination, le 16 juin 1852, etc. Du reste, il est facile de comprendre que les enfants soient sains en apparence au moment de la vaccination; car sans cette apparence de santé, les vaccinateurs ne les choisiraient pas pour l'inoculation.

M. Albertetti pense que la diarrhée avec érythème de l'anus et des fesses, les ganglions mésentériques engorgés, ne sont pas des signes de syphilis infantile. Je réponds que ces symptômes peuvent parfaitement n'être pas une manifestation de la syphilis viscérale; mais rien ne démontre que cela ne soit pas, d'autant plus qu'il y a d'autres symptômes concomitants manifestement syphilitiques.

Quand je vois un symptôme aussi évident que celui de l'alopécie complète et que la laryngite syphilitique, et avec tout cela de l'amaigrissement et le marasme propre à la cachexie syphilitique, marasme menaçant de mort celui qui en est atteint, et tout cela disparaissant sous l'influence des mercuriaux, je ne puis que diagnostiquer la diathèse syphilitique chez le premier vaccinifère. Une autre preuve, c'est la transmission de la maladie à la nourrice, qui présentait le 8 octobre une cicatrice, d'un côté, sur le mamelon, et sur l'autre un ulcère nettement caractérisé, avec adénopathie dans l'aisselle, ulcère suivi un mois après d'accidents constitutionnels, tubercules ulcérés autour des organes génitaux.

M. Albertetti dit que le chancre du mamelon peut avoir une

autre origine, et s'en tient là de son accusation. Si notre confrère italien avait bien voulu formuler plus explicitement l'origine probable du chancre du mamelon, nous pourrions le suivre sur ce terrain. Nous ne pouvons combattre des arguments qu'on nous laisse ignorer; discutons cependant ce point d'étiologie, et cherchons à pénétrer la pensée de notre adversaire.

L'enfant examiné le 8 octobre a la bouche saine. Comment a-t-il pu donner ce chancre du mamelon?

Je ferai remarquer que le chancre infectant a une longue incubation, quelquefois d'un mois, et que le chancre du mamelon, qui n'existait pas le 27 septembre, jour où Mme Chiabrera fut visitée par M. Martorelli, avait pu être gagné plusieurs semaines avant, alors que l'enfant Chiabrera pouvait être porteur d'accidents secondaires contagieux dans la bouche; que ces accidents avaient eu le temps de disparaître, d'autant plus qu'ils ne laissent pas de traces. Ce qui me porte encore à penser que ces accidents contagieux de la bouche pouvaient exister quelques semaines avant le 8 octobre, c'est qu'à cette date il y avait aphonie complète, phénomène que l'on peut traduire par plaques muqueuses ulcérées du larynx; mais du larynx au pharynx il n'y a pas loin.

Un autre mode possible de contagion est celui-ci : le sang pouvant être contagieux chez les syphilitiques, il se pourrait parfaitement que dans la succion du mamelon par le nourrisson, la muqueuse malade de l'enfant ait saigné et inoculé le sang sur une petite éraillure du sein, éraillure d'autant plus possible que la peau qui recouvre cette région est extrêmement fine, et qu'elle peut bien parfois ne pas résister à une succion énergique durant plusieurs heures du jour et de la nuit.

Ce que je dis du chancre du mamelon encore en activité d'un côté, je le dis avec autant de raison pour le côté opposé, où la lésion ne se manifestait plus que par une cicatrice; mais ce que je dis de la bouche du vaccinifere Chiabrera, je le dis des quelques nourrissons qui ont infecté leurs nourrices, et qui ont pu paraître avoir la bouche saine au moment de l'examen des commissaires.

Sans doute M. Albertetti n'a pas songé à tout cela, mais je livre cet ordre d'idées à vos méditations.

Maintenant, si nous voulions considérer d'où a pu venir le chancre du mamelon, nous voyons que M. Albertetti est obligé d'entasser hypothèse sur hypothèse.

Pour que le chancre du mamelon de Mme Chiabrera soit explicable, il faut supposer qu'il lui a été donné accidentellement, ou bien par son mari, ou bien par un amant. Accidentellement? Je cherche en vain. A la bouche, on peut encore invoquer l'usage d'un ustensile de ménage, comme une cuiller, une fourchette, un couteau, un verre, une cigarette ; mais au mamelon !...

Sera-ce la bouche lascive du mari?

Mais pour que le mari pût être accusé, il faudrait d'abord supposer certaine manœuvre que je concède cependant volontiers ; mais il faudrait surtout que le mari eût eu, le jour de l'inoculation du chancre du sein, un ulcère syphilitique contagieux dans la bouche. Cela pouvait-il être ? Ce n'est pas probable. En effet, le mari ne pouvait avoir un accident primitif, puisque nous avons reconnu plus haut que cet accident avait dû exister au moins depuis deux ans ; or la vérole ne se doublant pas, l'accident buccal supposé ne pouvait être un chancre infectant. Etait-ce davantage un accident secondaire? Ce n'est pas probable, car la vérole datant d'au moins deux ans chez le père de Chiabrera, sinon plus, un accident secondaire avait eu le temps de disparaître sans laisser de traces, surtout avec un traitement rationnel. Aussi, rien d'étonnant à ce que la commission n'ait constaté aucune trace de syphilis récente ou ancienne sur la bouche du père de l'enfant.

Supposons un amant, malgré le langage des commissaires, qui parlent en termes si dignes de la moralité de Mme Chiabrera ; mais il faut encore supposer que cet amant soit malade. Voyons, y a-t-il plus de probabilité pour M. Albertetti avec toutes ses hypothèses, que pour moi qui montre d'un côté le dommage, le chancre du mamelon, et de l'autre le corps du délit, le nourrisson vérolé? Que M. Albertetti veuille réfléchir à tout cela, et, avant de se prononcer définitivement, se rappeler l'aphonie de Chiabrera, l'alopécie complète de ce premier vaccinifère, symptômes guéris par les mercuriaux.

Ainsi donc le vaccinifère Chiabrera était syphilitique, et avec cette démonstration s'écroule l'échafaudage de M. Albertetti affirmant que le petit Chiabrera n'était pas syphilitique, et que s'il n'était pas syphilitique, il ne pouvait donner ce qu'il n'avait pas aux vaccinés de Rivalta. Ainsi tombe de soi l'argumentation de M. Jaccoud, calquée sur celle de M. Albertetti ; ainsi tombe par conséquent celle de M. Ricord.

Réponse à la deuxième conclusion. — Il n'est pas seulement douteux que la pustule vaccinale entre le neuvième et le dixième jour de son évolution puisse renfermer les deux virus, virus-vaccin et virus syphilitique : cela est impossible. Ce qui le démontre, c'est l'observation du vétérinaire B..., où le vaccin de l'enfant E... fut pris dans ces conditions, et qui n'infecta pas tous les vaccinés, mais seulement 19 sur 24. Le vaccin, au dixième jour, est toujours le vaccin, et dans le cas présent ce n'est pas 38 sur 47, mais 47 sur 47 qui eussent été infectés, si le vaccin au dixième jour eût pu transmettre autre chose que le vaccin.

Réponse à la troisième conclusion. — M. Albertetti, en émettant des doutes sur la nature syphilitique de la maladie des vaccinés de Rivalta, a été amené à cette manière de voir en examinant chacune des observations sommaires relatives aux vaccinés. Il admet 6 exceptions où la syphilis est pour lui évidente et a été réveillée par l'opération vaccinale.

Je ferai remarquer que la sagacité que M. Albertetti a déployée dans cet examen me fait vivement regretter qu'il n'ait pas fait partie de la commission, et qu'à ce défaut il n'ait pas cru devoir lui-même se transporter sur les lieux, puisqu'il en était proche ; il eût certainement vu l'accident primitif qu'il n'a pas su voir dans la relation du 20 octobre 1861 (*Gazetta dell' Associazione medica degli Stati sardi*) par M. Pacchiotti, relation primitivement incomplète, mais que le rapporteur distingué de Turin a su achever avec tant d'intelligence.

Lorsque M. Albertetti ne compte pas la roséole pour un accident syphilitique, il oublie que cette manifestation appartient essentiellement à la vérole, qu'elle ne peut être confondue qu'avec la roséole copahique, et encore le siége particulier de celle-ci sur les jointures servira à éviter l'erreur, à supposer que l'ingestion du médicament n'ait pas mis sur la voie ; et puis encore la cessation du médicament entraîne la disparition des symptômes.

Ainsi de ce côté pas de doute.

Mais les taches cuivrées recouvrant le corps sont un symptôme essentiellement syphilitique; aussi quelle est la dartre qui pourrait simuler ce symptôme?

Et d'abord, quelles sont les maladies qu'il faut ranger dans les dartres? M. Hardy veut qu'on y fasse rentrer l'eczéma, le psoriasis, le pytiriasis et le lichen.

Je ne vois que le psoriasis que l'on pourrait confondre avec les taches cuivrées, et encore il faudrait que ce psoriasis eût été traité pour prendre la couleur des taches cuivrées; il faudrait encore une autre condition, c'est qu'il appartînt à la variété qu'on appelle psoriasis *guttata*. Et comme les enfants de Rivalta n'avaient pas été traités lors du 8 octobre, le diagnostic ne devait pas permettre une semblable confusion.

Mais lorsque M. Albertetti conteste le caractère spécifique des tubercules muqueux ulcérés ou non, il méconnaît un des caractères les moins équivoques de la syphilis secondaire.

Peu importe que les accidents ne siégent pas à la fois à l'anus et aux organes génitaux; la pratique enseigne que les éruptions spécifiques peuvent être discrètes. Mais je me demande à quel genre de dartres on pourrait rattacher les tubercules muqueux. Enfin, en invoquant l'opinion de M. Thiry à l'appui de ses propres interprétations, M. Albertetti ne s'est pas assez souvenu que le professeur de Bruxelles confond dans la vérole les végétations, et me donne ainsi le droit de ne pas avoir une grande confiance dans le sentiment du médecin belge.

Mais que doit dire à l'heure qu'il est M. Albertetti en voyant des nourrissons dartreux communiquer à leurs nourrices, non plus à quatre, mais à vingt, une maladie caractérisée chez toutes, moins une, par un symptôme initial au mamelon qui a tous les caractères du chancre infectant, symptôme suivi dans le délai voulu des accidents syphilitiques constitutionnels les plus vulgaires? Que doit-il dire de la contamination des maris, des frères et sœurs des vaccinés, commençant chez tous par un chancre induré au point inoculé?

M. Albertetti choisit ensuite douze enfants pour les présenter comme types de dartreux; ce sont les vaccinés des nos 2, 3, 4, 7, 8, 10, 11, 12, 13, 15, 17, 21, et sur ce nombre la moitié, six d'entre eux, les n°s 2, 3, 10, 11, 17, 21, ont donné un chancre du mamelon à leur nourrice. L'heureuse influence du traitement chez les vaccinés ne lui suffit pas pour assurer son diagnostic. Il se rabat sur les dartres, sans songer à profiter pour chaque observation du conseil qu'il a donné lui-même à la commission ; à savoir, la recherche de l'ordre d'apparition des symptômes chez les vaccinés. C'est, en effet, en introduisant cet élément nouveau dans la question, qui change complétement le point de vue auquel s'est placé M. Albertetti, que ce médecin abandonnera de lui-même la singulière opinion qu'il s'était faite de la maladie de Rivalta. Un seul exemple va le montrer.

M. Albertetti propose entre autres, comme exemple d'enfants parfaitement dartreux, l'enfant dont l'observation figure au n° 10. Voici cette observation :

« Tortrolo (Jean), huit mois, vacciné de la première série. Les pustules vaccinales se sont de suite transformées en ulcères, et ont suppuré pendant plus de trois mois. On voit maintenant des cicatrices larges et brunes. Il y a eu, il y a un mois et demi, une roséole syphilitique. On voit maintenant des taches cuivrées de diverses grandeurs sur la peau de la face, du cou, du thorax, de l'abdomen et des extrémités. Aucune manifestation à l'anus et aux organes génitaux.

» Pléiade cervicale. — Mère très-saine (1). »

Et c'est cet enfant qu'on range parmi des dartreux, parce qu'il n'a rien aux organes génitaux, comme si chaque enfant devait avoir, pour établir un diagnostic, le cortége complet de la vérole! Ce n'est pas assez d'avoir le corps couvert de taches cuivrées, et d'avoir eu pendant trois mois de suite un accident primitif, un chancre induré, dont la longue durée au point inoculé n'a pu fixer l'attention de M. Albertetti. Et, en effet, c'était un chancre primitif. On dit que les pustules vaccinales se sont *de suite* transformées en ulcères. Cette expression *de suite* pourrait en imposer et faire croire à l'absence d'incubation : il n'en est point ainsi.

---

(1) Elle eut ultérieurement un chancre induré du mamelon, suivi d'accidents généraux.

En effet, pour que les pustules vaccinales puissent s'ulcérer de suite, il faut nécessairement qu'elles existent. Or, elles ne peuvent pas exister sans avoir acquis leur développement complet ; mais il faut plusieurs jours pour que l'évolution de la pustule vaccinale s'opère ; donc l'intervalle qui sépare le jour de la vaccination du jour où la pustule est complète représente l'incubation du chancre.

Au 8 octobre, il y avait un mois et demi qu'une roséole avait apparu, c'est-à-dire environ deux mois après l'apparition de l'accident primitif. Cette roséole survenant dans le délai classique d'un à six mois, délai qui suit tout chancre infectant, ne peut pas permettre de regarder comme de nature douteuse les taches cuivrées auxquelles je fais allusion. Mais il y a plus ; on a su depuis que cet enfant avait infecté sa nourrice par un chancre du mamelon, suivi d'accidents constitutionnels. Il est impossible que les dartres, en Italie, se conduisent de cette façon.

On voit donc que si toutes ces questions paraissent être très-embrouillées, ce n'est pas qu'elles le soient en elles-mêmes, mais c'est que, d'une part, on n'a pas su les examiner par le bon côté, et que, d'autre part, on a négligé de rechercher pour chaque malade la date précise de l'apparition des divers symptômes, et encore ne puis-je pas rappeler que ce renseignement se trouve implicitement dans une phrase du rapport de la commission d'Acqui ; phrase annonçant que les symptômes constitutionnels généraux arrivèrent chez la plupart des enfants deux mois après l'inoculation vaccinale? Espérons que cet élément nouveau introduit dans la question amènera ceux qui ne sont pas de notre avis à partager notre sentiment.

Telles sont les raisons par lesquelles j'ai cru devoir combattre l'opinion de M. Albertetti, opinion qu'un homme distingué, M. Jaccoud (dans la *Gazette hebdomadaire*), a acceptée en toute confiance, sans discussion, les yeux fermés ; opinion que M. Ricord reçoit non moins facilement toute faite, de seconde main.

Eh quoi ! le malheur de Rivalta émeut l'opinion publique, les médecins italiens, les médecins étrangers ; un premier ministre abandonne pour un instant les soucis de la politique pour se préoccuper d'une question d'hygiène qu'il regarde avec raison comme intéressant tous les peuples civilisés !

Que va faire M. Ricord? Quel tribut va payer à la science, dans cette circonstance grave, celui dont la réputation syphiliographique couvre le monde entier? M. Ricord fera ce qu'il a fait tant de fois ; M. Ricord croira s'acquitter avec un jeu de mots. « Le fait de Rivolta, s'écrie-t-il en estropiant ainsi le mot italien, le fait de Rivolta me révolte ! » Puis ce syphiliographe, devant lequel s'est incliné pendant plus de trente années tout ce qu'il y avait d'intelligent dans nos écoles, ne trouvera rien de mieux, en fait de prophylaxie et de thérapeutique, que de préconiser l'expectation ; l'expectation, la coupable expectation ! qui a tué 19 enfants dans l'épidémie relatée par Cerioli, 8 dans celle de Tassani, 7 dans celle de Rivalta, sans compter les nombreuses victimes qu'elle a entachées d'un vice constitutionnel et héréditaire sans les tuer. Quand toute la science d'une école en est réduite, pour expliquer de pareils faits, ou plutôt pour ne pas les expliquer, à oublier ses propres principes, à entasser, comme je vous l'ai montré, inconséquence sur inconséquence ; quand elle en est réduite, devant les exigences de plus en plus légitimes et pressantes des familles et de la société, à se résumer en un triste point d'interrogation, je dis que cette école est jugée, et qu'elle n'a plus seulement à prendre pour elle, comme elle a déjà eu le bon esprit de le faire, cette maxime :

L'homme absurde est celui qui ne change jamais,

mais à disparaître pour faire place à la doctrine nouvelle, qui, en même temps qu'elle arrive avec une explication pour tous les faits, arrive aussi avec un ensemble de mesures hygiéniques et prophylactiques toutes-puissantes, pour éviter que ces faits ne se renouvellent.

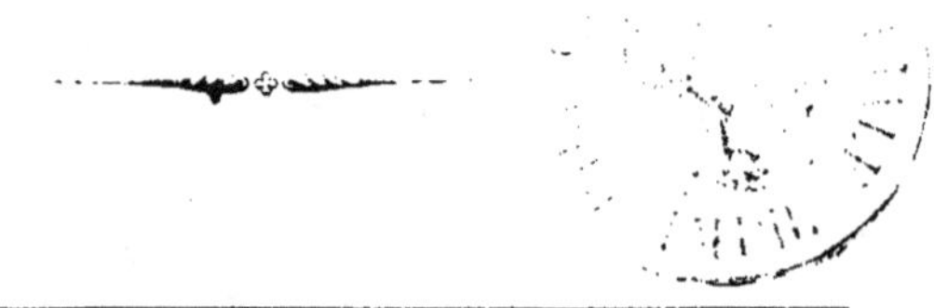

Paris. — Typographie de Henri Plon, imprimeur de l'Empereur, 8, rue Garancière.

www.ingramcontent.com/pod-product-compliance
Lightning Source LLC
LaVergne TN
LVHW011953160826
845678LV00002B/520

* 9 7 8 2 3 2 9 6 8 6 7 8 3 *